U0641923

诊余絮语

孙嘉霓 著

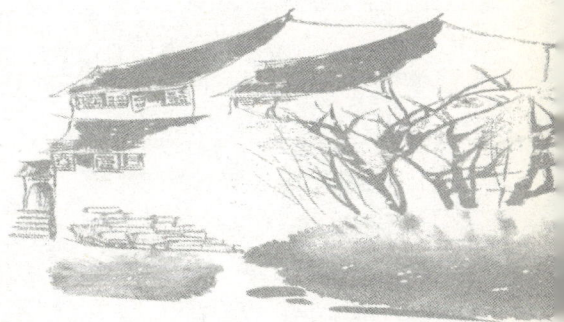

中国中医药出版社·北京·

图书在版编目（CIP）数据

诊余絮语/孙嘉霓著.—北京：中国中医药出版社，2016.10

ISBN 978 – 7 – 5132 – 3471 – 9

Ⅰ.①诊…　Ⅱ.①孙…　Ⅲ.①中西医结合 - 临床医学 - 经验 - 中国 - 现代　Ⅳ.①R2 - 031

中国版本图书馆 CIP 数据核字（2016）第 131378 号

中国中医药出版社出版

北京市朝阳区北三环东路 28 号易亨大厦 16 层
邮政编码　100013
传真　010 64405750
河北省欣航测绘院印刷厂印刷
各地新华书店经销

开本 880×1230　1/32　印张 5.5　字数 122 千字
2016 年 10 月第 1 版　2016 年 10 月第 1 次印刷
书　号　ISBN 978 – 7 – 5132 – 3471 – 9

定价　25.00 元
网址　www.cptcm.com

如有印装质量问题请与本社出版部调换
版权专有　侵权必究

社长热线　010 64405720
购书热线　010 64065415　010 64065413
微信服务号　zgzyycbs

书店网址　csln.net/qksd/
官方微博　http://e.weibo.com/cptcm
淘宝天猫网址　http://zgzyycbs.tmall.com

自 序

我近退休之年，家人多次催促我将常见疾病所用之有效方药抄录留存，以备后来人不时之需。我虽口头应之，但至2010年7月已退休三载有余却仍未动笔。一因中医治病以证论，同一种疾病可有多种证，所以，也就没有固定的方药治疗某病，如若为之，慎之则如同抄书，简之则害己害人；再因我素不喜看验方之类的书籍，已所不欲勿施于人；我欲"授之以渔"，无奈家中无为中医者，故三载未动笔乃难决从何着笔也。

2010年暑期，我在辅导两个外孙女功课时，发现自己能做提笔动脑之事的时日已不多，加之一个外孙女志愿将来为中医，虽然只是一个十多岁孩子的话，姑且信之，权作为医生的培养对象，从而由此思考定格选材。在着手整理编写之前，我先写了《业余旁骛，学点中医》一文，既作为对孙辈们的倡导和大略指导，又用来坚定自己的信心。此间又有熟知我的同行们也鼓动我应把自己的医学心得写出来。他们鼓励我说："不要随人带进土中烂掉。"于是从2010年8月份开始我便着手在尚存的数千门诊、住院病历中筛选出一些医治有效的病证写成医案，加上以前公开或内部发表的，或有感而发的中医文稿汇集成一册家书《诊余絮语》，分别赠给同行友人和对中医有兴趣的亲友们。

2010 年冬初稿基本完成，因天气寒冷准备到开春之际再审订付印，未料春节刚过，安庆、合肥的一些同门熟人纷纷来电邀我去坐诊，我因不愿做"商医"而一概辞之。后因合肥一同门友人相请为其筹建中医科，既是盛情难却，又想到省城病员广、病种多，或许能遇到一些不常见的病种再充实点医案，于是 2011 年 5 月我就到合肥工作。年终回到家后旋即被原工作单位安排到名老中医门诊部坐诊。2012 年 6 月应人之托，又到合肥市一家养生中心任中医师，因而定稿付印一事就这样耽搁下来了。

所幸的是，三载辗转，如前之所愿，我治愈了一些在当地久治不愈的病，诊疗了一些未曾诊治过的病种或证型，从而也收集、补充了病案二十余例，这远比挣一点钱的意义大得多。正因为如此，本来我还想继续在临床中再收集一点不常见的、有价值的病案一并录之，但转念一想，我可以收集病案到思维不能应诊时止，然到那时病案虽有却无法进行整理了。我今年已 68 岁了，还能动笔的时日是不可预测的，所以只好告假回来草草了结此事。

我不是一个有多深造诣的上工，但也许是在这个行当里折腾了五十余年，虽学而不精，情结却颇深。因而除医文之外，对亲历的中医事业由盛而衰的现状，也写了一些建言和小文以遣衷肠，此即名《诊余絮语》之由也。

由于我是一个散种自长的"野生"中医，加之我工作四十余年，基本都是只身置于西医的大家族中，这种环境无疑造成我在学术认知上的局限和偏见、行为上的独立独行。因此，错误之处在所难免，原作家书无所顾忌，现公开出版，诚请读者提出宝贵意见。

致读者

事务纷繁复蹉跎，
劳作有年获无多。
少许不经医药话，
书录与君共切磋。

孙嘉霓

2015 年 11 月

目 录

导　读

业余旁骛，学点中医

——对初学中医和中医爱好者的一点建言

　　按世界卫生组织把各国各民族古老的医学统称为"传统医学"的概念来讲，中医学属于中华民族的传统医学，确切地讲应该称为"中国汉方医学"，以别于中华民族中单独成理论体系的蒙、藏等少数民族医学。随着现代医学的蓬勃发展，世界其他国家的传统医学多已让位或濒于衰亡，唯有中医学至今仍屹立于世界医学之林。究其原因，除了它两千多年来为中华民族的繁荣昌盛做出了不可磨灭的贡献这一事实之外，再就是它从宏观（包括自然、环境、生物、心理、社会）的角度来研究人体与疾病，对同一疾病又按患者个体之不同而采取不同的方法治疗（此即中医之整体观念与辨证施治），其模式之独特，方法之灵活效验，至今还影响着世界医学。

　　中医学流传之广，影响之深远的原因，我认为还有一点应当提及的是，中华文化成就、总结和传承了中医学理论，反过来中医学理论又充实了中华文化。历史上的一些著名医家有先从士儒之学而后转学中医的，如皇甫谧、朱丹溪；有既是政府官员又懂医学的，如王冰、徐大椿，而且大都有医著传世。这

1

种现象与中国文化同中国医学在某些典籍中相互串联不无关系，以致当时在文人中流传有"为人子者不可不知医理"之训。也许受这种环境的影响，以前一些文人往往把中医学作为业余爱好学习、玩味。如北宋著名文人苏东坡用八十味中药名写成散文《杜处士传》；名著《红楼梦》中不仅有方药，而且对方证进行了合理的评判。若不是读过中医药书籍是写不出来的。这种现象在20世纪60年代初还有不少，像晚清秀才、新中国成立前的私塾先生，从未做过医生，却常能自己开方取药治病；还有学校老师、行政人员及有一定文化基础的工人、农民也买中医书籍看，有的学有所成后改行做了中医。后来随着人们对知识、兴趣取向的改变，或是想自学或师承中医而不被承认学历，所以就较少出现这种现象了。其实，中医学除了解释人体生理、病理与疾病治疗外，其内容还包括古代的天文、地理、哲学、心理学、社会学、古汉语学等。我们学习它，除了自我养生祛病外，还会学到其中蕴含的众多国学知识。所以若有闲情逸趣，不妨以此研究之。

　　自学中医自然要读中医书籍，而中医书籍浩如烟海，如何选择入门读物和有序的阅读，无疑是关系到时间和成效的。我现以个人多年的的经验和领悟，提出一些自己的见解。

　　一、中医基础理论类

　　本书是中医理论的总框架，从这本书开始，首先使我们了解中医是如何阐述人体的生理、疾病的发生和对疾病的认识的。书中提到的中医名词、术语将充斥于所有的中医书籍中，故先读懂此书，后来便知其所指。书中理论贯穿于其他各书、各科之中，总体指导着中医的各种诊疗行为，必须读懂读透。

　　由于中医学充斥着古代的哲学思想，很抽象，而整体观和逻辑性又很强，所以我们读它时仅凭文字直解是不透彻的，而要将它立体化地思维、推演，不仅要达到融会贯通，还要能运用自如。

二、中药类

通过历代的发掘整理，目前的中药已达1万余种，而现今的一些中药教材基本上还是围绕《神农本草经》略作增加，载药仅在400味左右，而且功效多系沿袭，这对于从事多科临床诊疗的专业中医来讲是不够用的。另外，因历史条件所限，书中还有对药物的功效认识有误的，或言过其实的，或有其他功效尚未发现的，所以临床应用时还必须参考现代的一些药学专著充实之。我从背药性歌诀启蒙学医，至今行医五十余年，仍在看新出版的中药类书籍，为的就是"再发现"，然后结合临床实践，去粗取精、去伪存真、筛选使用以提高疗效。所以对药物的性、味、功用、炮制、用量都必须确实掌握，对其副作用亦须了解，特别是毒性药物。

三、方剂类

方剂学是阐述和研究药物组方配伍规律和临床应用的一门学科，是临床各科的基础学科之一。由于它以药物为基础，以中医基本理论为指导，所以必须在掌握中药学和中医基本理论的基础上才能学好它。

中医书籍中所载的方剂很多，粗略统计在明代以前就达6万多首，加之后来创新的还有很多。现在的方剂教科书多按照治法、功效分类各取一些代表方剂进行阐述，只选方400首左右，有的已经很少用或完全不用了，而临床各科还有很多方剂没有选入。因此，初学者可请临床中医师指点取舍。

学习方剂学除了要掌握方剂的基本知识，还要熟记临床常用的方剂和书中未载方剂的药物组成、功效、主治。前人之方是其治疗经验的总结，有的经历两千余年仍在使用，所以需要花功夫背诵。我在1962年时就熟背《医方集解》中的300余首方歌，在70年代中期已掌握方剂700余首，为使自己牢记，还曾自己编方剂歌诀背诵。如果多掌握一些方剂，临床时就可以熟练地、游刃有余地因证选方了。

四、中医诊断类

本类阐述的是从整体出发，运用辨证的理论与方法识别病证，推断病情，为治疗提供依据，是临床各科不可忽略的基本课程。

中医诊断的基本手段是望、闻、问、切四诊，四诊不可偏废。在望诊中舌诊尤为重要，有"证不辨凭诸脉，脉不辨凭诸舌"之说，说明凭舌诊可在疑似中做出正确的判断。切诊以切脉让人感到玄而复杂难学，以前一些中医往往以此来炫耀技能，三指一触便滔滔不绝地讲出患者的症状。其实这并非全凭脉诊所获，而是因为有患者或家属的主诉在前，加上诊脉的同时默默施行望、闻，参合而得。古代的脉诊专著因限于历史条件或为音韵之需，多有夸大其作用或失之武断之说。我们不可单一迷信脉诊而废其他，必须四诊合参。

其实切脉并不难，书中27（一作28）种脉象可先从便于掌握的入手，如以脉位深浅而分的沉、浮脉，以脉息快慢而分的数、迟脉，以脉搏力度强弱而分的实、虚脉，以指下振幅盈亏而分的洪、微脉，以脉管搏动超过或不及寸、关、尺三部而定的长、短脉，以脉波流畅与否而分的滑、涩脉，以脉搏节律改变而分的促、结、代脉等，其他脉象经反复实践后，久之便也得心应手了。

四诊的过程是检查的过程，也是取其病态证据的过程。把四诊所得的证据归纳起来，运用中医理论进行综合分析，从而推断出患者的病因、病机、病位、性质、病势等，这就是"辨证"。中医治疗是"因证施治"，所以辨证的准确与否直接关系到治疗的成败。这也是衡量医技高低的重要标志。而熟练与否则取决于对中医理论的掌握与临床经验。

在长期的医疗实践中，前人为我们总结了一套系统的、行之有效的辨证方法，诸如病因、八纲、脏腑经络、六经、卫气营血、三焦辨证等。这本是不同时期的医学家们根据自己的经验和针对不同疾病创造的辨证手段，它们各具特点又有一定的内在联系，如今合到一起正好互补不足。在临床诊断中，并非对每一种疾病都用各种方法进行一次评判，而是要按疾病类别有所侧重。

五、《伤寒论》《金匮要略》

这两本书均被奉为经典之作。两书总结了前代医家的医学理论、证治经验及张仲景的临床心得，使理、法、方、药有机结合，并使辨证理论系统化。其中一些方剂因疗效卓著而延用至今，有的还被制成了成药。这两本书为习医者的必读之著。

《金匮要略》为杂病专著，章章互不相连，比较易读。而《伤寒论》连及后面的霍乱、劳复章虽只有 398 条 13400 余字，但自传世以来，历代医家为其注释、解析的著作多达几十部，反而越解越纠结，如今亦然。究其原因就是围绕着伤寒病必有的太阳、阳明、少阳、太阴、少阴、厥阴这六个层次的证候和传变的观点而欲圆其不可圆之说使然。须知本书原与《金匮要略》合在一起名为《伤寒杂病论》，既讲伤寒（外感）又讲杂病，是王叔和先选取伤寒部分为一书，后人又将残存部分而为《金匮要略》。所以，就其分开后的《伤寒论》一书而言，它是以外感病为主，借助《素问·热论》之"六经"对疾病进行归类，并叙述其辨证方法和治疗原则。"传变"之"传"是病情循着一定趋向发展，"变"是指不循一般规律而变化。"直中"是相对于"传"而言的发病方式，即一开始就直接患什么证候或是不循常规的急剧变化。《伤寒论》中有的疾病与原发病无关，更与伤寒（外感）无关，所以也就不存在循序渐进的问题，只是在归类时划分在其经之中罢了（有的兼顾了脏腑的经属关系）。所以读《伤寒论》，"六经"可作为一个学说，但不要囿于"六经"，更不要困于"六经传变"之说，而是要领会其辨证施治的法则。

六、《温病学》

温病学是研究四时热病病因、病机和辨证施治的一个临床学科。我之所以把它作为基础学科的书籍推荐阅读，一是因为书中的一些理论、辨证施治方法、疗效显著的方剂为他书所未及；再则我们作为一个医生不可能不见到四时发热性疾病，况且现在发热性传染病的发病率在逐渐上升，还不断有新的病种出现，这就更需要我们全面掌握温热病的辨证诊断和治疗原则方可适应临床之需。因此，我们既应把温病学作为专门的学科，又应把它作为习医者必须掌握的基础知识来认真学习，切实掌握。

前面向读者推荐了七类教材，读通这些书籍对中医的基本内容便算全面掌握了，可以进入临床的学习。至于学习什么临床学科，便是随己之所爱及所需，也可以专一科而兼他科或多科。现仅取内、妇、儿三科简述之。

一、内科

内科为中医理论系统性最强，学术内容最为丰富的一个临床学科，是其他各学科的基础。有了扎实的内科基础，即便遇到平时不涉及的外科、五官科疾患，只要参考一下专业书籍，就可即刻领悟，纵然不看专著，也能作出一个基本诊断和适其法度的组方治疗，所以此科最为重要。参考书籍除了《中医内科学》，还有黄文东总审的《实用中医内科学》，书中所载的病症比较齐全，叙述比较详尽，方药合理，可作为工具书查看。

二、儿科

小儿有其不同于成年人的生理、病理特点，有儿童特患病种，其诊断、治疗用药原则与成年人也不尽相同，所以不能把儿童作为成年人的缩影，要治疗儿童疾病就必须专修。参考书籍为《中医儿科学》。

三、妇科

妇科学是指妇女在解剖、生理上不同于男子而产生的特有疾病的辨证诊断、治疗的一门学科。不仅其整体观念、辨证施治法则与内科学密切联系，且在内科病证的范围中，除了几个病种为男子特有外，妇人均可罹患。在临床上，有先内科病而致妇科病的，有先妇科病而致内科病的，还有内、妇科同病的。所以，在没有明确分科和专科的单位为医，妇科学知识与内科学知识都要同样掌握。退一步讲，即使我们不涉及妇科病的诊治，但不能不治妇女的内科或他科疾病，而在治疗这些疾病时，不能不顾及到女子特有的经、孕、产、育情况，否则遗患无穷。所以《中医妇科学》必须兼修，至少也要熟悉。

各临床学科讲述的是各科常见的诊疗方法。学习的要点是如何掌握运用前述的基本知识，特别是运用中医的基础理论、诊断（包括辨证）、方剂、药物四门去认识疾病、治疗疾病，切不可按病记方，使自己只知其然而不知其所以然。

由于我们临床诊疗时，特别是考试时不可能去翻书，所以对于临床科目中的常见病的证候类型，每型的对应治法和代表方剂是要牢牢记住的。若记不住那么多，则必须要记住证候类型。记住证候类型，临床上就可以根据其特点来对照、筛选辨证（特殊情况例外）。证型明确了，根据治则，相应的治法也就好定了，此时再选一个与治法相同功效的方剂就可以了。至于方剂药物的加减，原则是减去与证（症）不相适应的药物，加上证（症）有所偏，嫌原方中药力不足和未兼顾到的药物。如此，施之于患者也就有了治疗效果。

前面已为初学者选择了以上十多种教材，当然要想学好中医，要参阅的书还有很多。当你熟悉这些后，再经有经验的医生指点，就可以应付一些常见病了，之后再根据自己的发展方向自由选择书籍。也许有人认为，现在一本包罗的中医学版本多得很，为何要选择这些书籍？须知这些书籍只能提供给你一个"画样"，如果用作教材则不能启发思维，不知其所以然；如果用作工具书，则更是肤浅、狭窄。中医与西医不一样，西医必须紧跟全世界的蓬勃发展不断更新知识，否则就不能立足于科学的前沿，就会被淘汰；而中医到目前为止，还没有人创造出新的理论体系，如果摒弃这些古老的东西，将不只是道德上的背叛，还会使中医不伦不类，而不能成为中华民族的传统医学了。

医生是活到老学到老的行业。中医有两千多年的发展史，典籍充栋，过去师承教育时夜读书、背书，白天上临床，3年下来也只能诊治一些常见病；现在的中医药大学既学中医又学西医，算下来真正学习中医不过2年多而已。所以，工作后如果确定以中医为业，就必须从头再系统学习，尤其是基本功一定要扎实。再一点就是避免中西医理论上的混杂。当前的中医院校都要学习西医，这本来是提高知识面的一大好事，但因学习时长、量多，若不认真学习，易致混杂不清。比如，有的人毕业工作多年，尚搞不清"病"与"证"，"证"与"症"之别；不明辨证之要，只根据仪器检查结果开药；用中医疏肝解郁的方药治疗西医解剖病理学上的急性肝病等。中西医是两个不同的理论体系，即便是同一称谓的同一脏器，在功能上也各有各的认识和表达，不可混为一谈。因此，我主张，一是中、西医都要学通透，临床择优选用，但不应失掉各自的规则；二是侧重一方的精、深，借取另一方之长为我所用，切不可两方都是半生不熟，以致混杂不清，不伦不类，误己及人。

中医杂谈

社会环境与中医学

20世纪90年代初，我与一位曾共过事的老药师谈及中医药时，他说我原来用药多滋阴，而近些年却偏于温阳或活血。在我看来我用药都是因证立法组方，对此现象全然不觉察，但这位老药师曾按照我的处方抓了二十多年的药，其感觉应该无误。回顾以往，好像我用药的确是已经"升温"了。

对于这种现象的出现，我曾经做过多方位的思考。首先，我的一些基础知识还是20世纪60年代初灌到脑子里的东西，虽然后来又参阅了许多书籍杂志，纵有若干新论也无法改变已经掌握的系统性的中医理论；其次，我从医三十多年，总不至于随着经验的增多反而退化到阴阳不分、虚瘀不辨的地步；再者，全球都在转热，难道人体和疾病却转向寒化？几经揣摩，我终于悟出，不是我的学术观点发生潜移默化的改变，而是社会生活环境的变化导致疾病谱、证型的改变使然。

《素问·生气通天论》云："阴者，藏精而起亟也。""阳气者，烦劳则张，精绝。"这是说"阴"代表着物质的贮藏，是阳气能量的来源。若过度烦劳，阳气就会鸱张亢盛而消耗阴精。六七十年代，人们的物质生活匮乏，体内的阴精储量本来就少，再加之超负荷的频繁劳作，起亟消耗，故而很多患者都有精、血、津液不足的阴虚证候。自80年代起，随着社会经济的发展，人们的物质生活水平逐步提高，机械化逐步普及，工人、农民不再无休止的苦力劳作，计划生育减少了妇女孕、产、哺育之耗，儿童又得到了充足的营养，机关工作人员由一周单休变为一周双休，当年进城下乡以步代车，如今连外出也是出舆入辇。如此，体内的阴精随着食物日精而增加，消耗却逐渐减少，以致代表着物质不足的阴虚证除了在一些慢性消耗性疾病和急性热病后期出现外，已不多见。相反，因逸多劳少，人体气血流动缓慢，肌肉筋骨活动能力减弱，脏腑功能降低等而发生的阳气不运，血脉行迟的证候却日渐增多，为医者也就不得不由偏于"补之以味"转而"温之以气"了。可见，作为自然界一隅的社会环境对疾病和医药的影响之大。这就是中医学之所以强调整体观念与辨证论治的原因。

以生物学为核心学说的西方医学学者们，现在才觉悟到社会环境和心理因素与疾病也是有关联的，故已经不能单一的以生物学说来解释全部疾病的发生与发展，从而提出医学模式应转到"生物－心理－社会"这种模式上。这种模式不正是中医学所强调的"整体观念"么！两千多年来，祖国的中医学就一直奉守着这个观念。对此，国人特别是从事中医药工作者应引以为荣，尊崇并继承之，然而如今很多人却妄自菲薄，欲摒而弃之，实在不可思议。

漫话"有故无殒"及妊娠用药禁忌

"有故无殒，亦无殒"语出《素问·六元正纪大论》。大概的意思是：孕妇有病（故）在身，如果根据辨证需要即使用了孕妇禁忌的药，也不会伤及孕妇（无殒）和胎儿（亦无殒）。别看这短短的一句话，却是医生放手治疗妇女妊娠期患各种疾病的理论根据。

1993 年春，我在县城开会，单位打电话通知我会散速回。当我回到单位方知，有一 24 岁少妇，妊娠 4 个月，患急性阑尾炎，已住院 2 日，腹胀、疼痛不可耐，解痉药无效，麻醉镇静剂不能用，又不能手术，现仅以抗生素和液体维持治疗。我说当加用中药治之，他医说大黄牡丹皮汤五味药中只有冬瓜子一味可用，余皆为孕妇禁忌，并说患者家属要求两保平安，弄不好惹麻烦。我至病房查看后，开出大黄牡丹皮汤去桃仁加银花、红藤、厚朴 1 剂，令即煎服，至夜泻下，胀痛立减。次日仍予大黄牡丹皮汤去桃仁、芒硝加银花、红藤、蒲公英、木香 2 剂，配合西药治疗，3 日而愈。众人谓我技高胆大，我说"有故无殒"，众方悟。

1998 年 5 月，县卫生局令我培训乡村中医。一乡镇女医生问，临床常见孕妇患病，但按病用药又属孕妇禁忌，此时该怎么办？我即向众人讲述"有故无殒"，当然也一再告诫大家要慎之又慎，并只"衰其大半而止"。该医生后来又往我处，述及听我之言后胆子壮了，治好了不少孕妇病，声望大增。

"有故无殒"的理论能否成立，我想这个问题没有人能回答，也不会有人去做人身试验，所以它的意义从古到今就在"适证取法用药"这一基本点上。药不适证，即使不是孕妇也可以致殒。比如，一个肺痨患者症见潮热、咳嗽，医用辛温解表药去退热，或用小青龙汤去化饮止咳，久之不殒才怪；一个脾肾阳虚的高度水肿患者，如见其肿甚而用大戟、甘遂去消逐之，其后果可想而知。这些药并不是本身含有剧毒成分而杀人，只是它的偏性而已。中医治病就是以方药之偏性驱邪却病，药不适证即可成"毒"而伤人。

妊娠用药的禁忌和慎用是有的，大凡本身含毒之品（如斑蝥、雄黄）、破血消癥之品（如水蛭、虻虫）、峻猛逐水之品（如大戟、甘遂）、涌吐之品（如藜芦、瓜蒂）等，这些类别的药品因过于猛峻，常人和体壮者亦不轻易使用，自属妊妇忌用之列。为安全起见，妊娠用药应是宁"左"勿"右"为好。但像附子一味，本为有毒之品，经过炮制后，毒性甚微，遇到妊娠水肿或他证水肿，证系肾阳虚衰、水气凌心、心阳不振，又非桂、附不能疗者，慎量用之可救母婴之危亡；妊娠患热淋，症见小便淋沥涩痛，又非木通（关木通自当别论）、通草、茅根不能导热通淋，亦可短程用之；妊娠呃逆不止，又为旋覆代赭汤证，若不用主药代赭石则不成其方，自然要用；妊娠，又患急性胆囊炎、胰腺炎或阑尾炎，若不用大黄、芒硝泻下，则病不能解。诸如此类，这些药物一则因其特殊作用，又无更好的他药代替而非用不可；二则其既透不过子宫屏障又对子宫无甚影响，虽然是下行，但也是另外一条道，必要时但用无妨。

在妊娠忌用、慎用的药品中，还有一种药被人们遗忘在角落，这就是对子宫有兴奋和收缩作用的药物。子宫是胎儿之居室，子宫兴奋则胎儿不安，子宫一收缩胎儿自然受到挤压，所以现代催生、引产就是使用子宫收缩剂。比照之下，这类药品亦应当在忌用之列，然因限于历史条件，流传的"妊娠忌服歌"大多未将其纳入，现代教科书《中药学》也只将牛膝、红花作为忌用，枳实、王不留行作为慎用，急性子未收录外，还有当归、川芎、益母草、吴茱萸等均未注明忌用或慎用。以上几种药物对子宫都具有不同程度的兴奋或收缩作用，其中以当归、川芎、益母草、枳实作用为著（当归虽有双相作用，但水溶剂只有收缩作用，大量或多次给药甚至可出现强直性收缩）。也许有人认为，含当归、川芎的四物汤自宋以来，皆视为养血补血剂，还有个妊娠六合汤就是以四物汤加减治疗妊娠各证。这又如何解释呢？下面我以四物汤为例说明之。

据我的阅历和掌握的资料，当归、川芎、地黄、芍药四味药配于一方最早见于《金匮要略》。四物汤系《金匮要略》中的胶艾汤减阿胶、艾叶、甘草而成。胶艾汤原系治胞阻病（即妊娠腹痛）。"阻"者，阻滞不通也。全方仅阿胶、艾叶、地黄、白芍、川芎、当归、甘草7位药，如果说当归、川芎是补血养血药，还有何药去通"阻"？所以这只是后来删设此方者的见解而已。四物汤之所以妊娠者用之无碍，不在当归、川芎用量之多少（大量川、芎反使子宫麻痹），而在于一味白芍。有资料载，成年人用10克白芍可使子宫松弛，而胶艾汤中的白芍用量原是当归、川芎的两倍，这就使得对子宫作用相反的两种药物因合用而抵消，故而妊妇用药安全。

如果说以现代动物实验得出的中药药理去解说传统的中药不可信的话，下面再用中医专著中的方药说明之。

明代女科专著《济阴纲目》有一催生专方"催生饮"，药用当归、川芎、枳实、腹皮、白芷；《景岳全书》中下死胎方"脱花煎"，药用当归、川芎、牛膝、红花、车前、肉桂；清代《傅青主女科》用于产后恶露不下、小腹冷痛之"生化汤"，药用当归、川芎、桃仁、干姜、甘草。以上三个名方均是逐宫内之物——胎儿、死胎、恶露外出的，在这三个方子当中，除了当归、川芎皆有外，余各不同。可见，明清时期的中医学家们也是把当归、川芎当作活血行瘀药使用的，其作用机制在今天看来就是促使子宫收缩。还有王清任的逐瘀汤类方中也都有当归、川芎，如若二药纯为养血补血之品又何谓"逐瘀"！所以，从理论上讲，这类药应列为妊娠忌用，最低也应是慎用。

另外，妊娠忌用的还有含毒中药雷公藤及其同种植物昆明山海棠，含有马兜铃酸的青木香、天仙藤、马兜铃，以及能提取引产药的鲜天花粉等。上述药品，无论药书是否注明忌、慎，对孕妇都不要使用。

中医学术要继承，但更要发展。当今发达的科技能为中医学提供最有效扶持的，莫过于利用现代科学技术和实验研究对中药材的功效、最有效的用法用量、毒副作用和禁忌重新进行考证，以去粗取精，去伪存真，用于指导临床。然而，一些药学书籍基本上还是陈陈相因，以致今天人们对中药的使用仍旧徘徊在经验主义的老路上。

经方治验话临证

1974年6月余巡诊至一村，人告知曰：后庄项翁之女凤英，年43，身患奇疾数月，久治不愈，现从霍山县婆家抬回，欲请尔为之诊，今既至，请往视之。乃问安奇？曰：此6月炎天人皆谓热，而患者棉衣、棉帽叠裹还呼不胜其寒，此不奇乎！少顷，病者弟至，复言之并邀随往。至其宅，患者出，果如其状：除双目、口鼻外，余皆以棉衣、棉帽、围巾、手套、棉袜裹得丝风不透，并提火炉烤之。余凭经验思度，此元阳大衰固属奇特，然并非不治之症，诸医竟不知益火之源至此！乃问其故，病者诉之曰：自3月中一日上工，汗出当风，当晚便恶寒、畏风、发热，次日至医所诊为伤风，治2日热退，但恶寒、畏风不解，亦不因时令由温转热而有所减。3个月来数易其医，有诊"阴寒""虚寒"者，有诊为"精神病"者，还有诊为"冷骨痨"者，中西药迭进，终无一效。再询及恶风寒之状如冬月薄衣临风，自病后从未有汗出，纳差，胸闷，间有心慌，二便基本正常，妇科无特殊，形体瘦，面色萎黄，舌质淡，苔薄白，语声低怯但对答清楚，四肢及皮肤触之尚温，脉细稍弦。四诊毕，心中茫然。《内经》言："谨守病机，各司其属，有者求之，无者求之。"患者主症为恶寒、畏风，阳虚乎？然便不溏泻，肢不厥冷，脉不沉迟；寒湿凝滞乎？然无寒湿之他征可证；牝疟乎？即便反其常而无定时发，亦不可能有持续 3 个月而无间歇者；风寒表证乎？更悖于理。经书无载，确实难求。然远道而求诊，既为之诊，应当有方，方必有据。虽可见气血不足之征，但乃继发耳，又岂能舍本以求末？一时不知所措，忽思先贤有"有是证则用是药"之训，今不妨有证则取"证"，无证则取"症"来立法组方。《伤寒论》云："啬啬恶寒，淅淅恶风……桂枝汤主之。"患者起病似风寒表证，如今恶风寒仍如啬啬、淅淅之状，至少是桂枝汤所主之一个症状；又见胸闷、脉稍弦，此为肝郁之象，又近似少阴篇之阳郁不达的四逆散证。遂合二方：桂枝 12 克，白芍 12 克，柴胡 9 克，枳实 9 克，甘草 6 克，生姜 5 克，红枣 5 枚，老葱头 1 枚（打破后下），2 剂。嘱首煎晚间温服，紧被而卧，令汗出。若首次不出汗，2 剂首煎再为之。第 3 日其弟来，喜告曰：首次按嘱夜得汗，晨起已不戴帽子和围巾，中午已脱去棉衣能支持，现已除去棉衣而不觉冷，惟太阳穴处仍有风吹之状。乃将前方去生姜、葱头加防风 9 克，黄芪 15 克，党参 15 克，白术 9 克，再进 3 剂。数日后其弟来告恶风寒已愈，已能从事轻便家务，尚觉心慌、气短、四肢乏力，因离家有日，欲返婆家，要求更方带药回乡调理。即令购逍遥丸、归脾丸数日量带回服。1 月后其夫来致谢，告已能参加劳动。

临证之际，围绕病家主诉之所苦处方遣药，此之常也，然须辨而施之。脉症不符之证，或无证可辨之病，不广思细虑，不加取舍，不辨因果，随症立法组药专攻其苦，必误而不达也。前数治无效，大致如此。

中成药生产的若干问题和建议

中成药的生产由来已久，如丸、散、膏、丹之类。随着人们的生活、工作节奏日趋简捷，中成药的需求量也越来越大。

但是，我认为中成药的生产存在着一些问题，现试举例如下：

一、成药与古方书不符，不尽其用

紫金锭又名玉枢丹，具有辟秽降逆、解毒消肿的功能，内服可以治疗多种疾病，外搽能治疗痈疽疮肿。此方多书转载，包括《中国药典》，书中所载均不含三七成分，然如今市面上出售的广州独家生产的紫金锭，大字标明外用，首列成分便为原方没有的三七。尽管我们中医临床内科医生熟知该方的组成与功效，并适证取用，但被这样一改动就不敢再作内服药使用了，落入了有药不敢用，欲用又无药的困境。

用古方制中成药，无论是站在发掘中医药立场，还是提高经济效益的商业立场上，都应该尽量扩充其使用范围，而不应该让它越来越局限。若中成药系厂家自己组方，则不应该用古方名，既用古方名，就应当按原方配制，并标明药物的全部功能、主治及用法、用量。像这样一种独具功效的中成药，经这样不遵典籍地胡乱一改，使之占其位而不得其用，岂不可惜？

二、随意更改古方名称，误医误病

20世纪90年代末，有一位慢性肝炎患者求诊，诉其服别院开的中成药"安肝丸"后病反而加重。我令患者出示该药的说明书一看，发现该药乃是由不折不扣的龙胆泻肝汤制成，与患者的病证不符，导致症状加重无怪其然。我想这绝不是前位医生在骗人或不懂诊断用药，而是未细看该药之组成与功效，犯了顾名思义之过，最终当咎之于"安肝"之名。

大凡中医都知道，龙胆泻肝汤（丸）是泻肝胆实火、清三焦湿热之方。中医学中之"肝"不只局限于西医解剖学中之肝脏。将龙胆泻肝汤（丸）改成"安肝丸"，单从字面意义上理解就成了"安肝脏的丸药"，于是被某些医生信手拈来用于治疗慢性肝病之木郁土虚证。再者"泻"与"安"二字一动一静，截然相反，如此改动，非常荒谬，易致误解。所幸该患者服药时间不长即出现病情加剧并转诊，否则又是一起医疗纠纷。

大多中成药都是用前辈医家的经验方所制，而这些则是他们将中医学理论与病证机理有机地联系组合并验之于临床有效的方剂。没有哪个中医不懂方剂，不熟知几百首成方的药物组成及功效主治，他们在临床使用中成药时，同样要因证立法、选方、配药，只不过是为了方便患者而不开煎服的汤剂罢了。

中成药是不同于食品和生活用品的特殊商品——药品，需要靠医生凭所掌握的病、证、方、药理论去使用，因而我认为除了要求保质、保量之外，还应该做到以下几点。

1. 用古方生产中成药，其方名与原料配伍必须与方书相统一，让应用者与生产者统一于医学典籍之下，生产者有理有据，应用者得心应手。

2. 鉴于中医方剂中同名异药、异功效者较多，标签上要标明方剂来源。如肾气丸在《金匮要略》和《济生方》两书中皆有记载，而后者较之前者多了车前、牛膝两味药。药物生产时要按来源配制，注明功效，不要更改。大米几千年了还叫米，青霉素传到我国至今还叫青霉素，不改其名，不更换包装，不用做广告而仍畅销不衰的原因才是药品生产厂家兴厂的借鉴。

3. 新创方制成药者，要附较详尽的说明书（包括原料成分），以便医生和患者掌握应用。

药品是治病救命的，制药商虽以赚钱为宗旨，但不可失去对人们仅有的一次生命的敬畏。

在异中探同，在同中求合
——浅谈中西医结合的思路和方法

中西医结合是我国医学发展的一个趋势。因其有着中、西医任何一方都难以取得的防治疾病的效果，故而前景非常广阔。

中西医结合，并不是简单地在治疗方法和药物上的互相补充和并用。它既不能偏一地用西医理论和方法去揭示、验证中医，更不能用西医的名词、术语去套改中医。因为这样不仅不符合"中西并重"的方针和"结合"的涵义，而且天长日久，我们祖先创立的中医药在结合中反被改得面目全非，导致独立了几千年，拯救过亿万生灵的国粹，成了西医的附属品和"添加剂"。我认为，进行中西医结合，应该在尊崇双方原有理论体系的基础上，探索异同之所在，通过探索，使中西医双方既得到充实与发展，又逐步取得共识，最后形成一个集双方之长的新医学体系服务于人类。

我在基层临床工作中，凭借对中西医双方的粗浅理解，也曾试行中西医结合。现不揣简陋，将我的思路与方法列举一二，以求证于同道。

一、运用理论思维，在不同中探求共识

中西医之间的鸿沟，除了西方发达的科学技术用于医学后形成的对人体生理、病理进行研究的实验医学，与取象比类，相应于天地的宏观中医理论的悬殊外，还有因中、西方文化的差异而致的对人体的理解不同。如"阑尾炎"与"肠痈"，中医称阑尾处为"阑门"，属于肠之盲端，故亦曾称为"盲肠"，"炎"言其病理，"痈"既言其病机又言其病变的征象，故两

者实则相同。西医的某些病毒和细菌性疾病与中医所谓的某毒或邪毒所侵，西医治疗中的抗菌消炎与中医治疗法则的清热解毒，西药的受体学说与中药之归经等，我们之所以认为它们内涵近似，就是从中西医的理论、角度、词义上进行综合推理和辨析而得的。

充分发挥理论思维，选好角度进行联系分析，对一些比较复杂，甚至觉得中西医之间毫不相干的东西，也可以进行很好的解释。比如西医的充血性心力衰竭（以下简称心衰）一病，临床可出现心悸、怔忡、喘促、口唇紫绀、形寒肢冷、全身浮肿等症状，西医的治疗原则是增强心肌收缩力，药用强心甙；而中医，则根据某一主症，先定一个病名，再按中医理论辨它一个气虚、阳弱、血瘀、水泛之虚实夹杂证，给予相应的补益、温阳、活血、利水之法治之，亦能获效。西医认为，血管与血量正常，而心脏不能正常地排出从静脉回流来的血液，或排出的血液不能满足全身组织代谢的需要，谓之心衰。根据这个定义按中医理论分析，心脏不能正常地排血，不是心脏无力输送就是瘀阻不通；心脏不能按时、按量排出血液供养全身组织代谢的需要，组织自然空虚，心脏自然有所瘀积；组织缺乏物质去产生能量导致产能不足，不免出现阳虚之寒象；阳虚不能化气行水则浮肿；寒性收引，反过来又使血管收缩，最后导致虚之更虚，瘀之更瘀，而谓之虚实夹杂。在治则上，西医之"增强心肌收缩力"，顾名思义，是通过药物，使心脏这个"泵"的功率加大些，将当吸的吸进来，当排的按时按量排出去，使谁也不虚，谁也不瘀，其他症状自然随之缓解。据此，如将中医的治法按西医的说法去分析，则为补益能增强和振奋人体功能，则心肌功能也随之增强；活血行瘀可以降低血液的黏度，改善血流分布和流量；温阳可以扩张血管，改善血液的通道；利水则可直接减轻心脏的负荷。由此可见，在该病中，中医的辨证和施治法则与西医的理、法是吻合的，只是各自所取的角度和说法不同，辨明其理，结合就在其中。

二、探其双方之长，临床择优而用

由于西医理论是微观的，所以它的药物针对性极强。如对于某些炎性病变，还可查明为何菌所致，何药最敏感而治之。而中药学因受中医宏观理论的影响，它只有一个大体的功效分类和归经。正因如此，所以西医以能检测到病变部位、性质，而又有相应的有效方法、药物为优。但在西医分辨不明，或不能估计病变部位、性质的情况下，中医仍可以抓住某一个主要症状进行辨证施治；在西医认为没有有效的方法、药物来缓解或治愈的一些疾病，运用中医药仍可获得改善或治愈。这则是中医整体观念和宏观辨证论治法则之长。这两点正是中医之精华，也是中医在西医日新月异发展的今天仍能存一席之地的根本所在。以上所言，只是一个大概的比较和选择。

在中、西医共识的同一疾病中，也可在类型、症状处理上进行比较、筛选。如病毒性肝炎，症见黄疸，在中医不仅要分阴黄、阳黄，在阳黄中还要分辨湿与热孰轻孰重，再如法治之，这种治疗就显得主动。而西医只强调休息与营养，药物也都是保护肝脏的营养品，然后待其自愈。这种治疗不仅显得被动，而对于湿重于热型的，有的人用糖水加保肝药输注治疗，结果反而越用患者头重身困、脘痞纳呆症状越重。这在中医认为，该型的病机为湿遏热伏，水为湿之极，越补越湿，此时西药就不及利湿化浊的中药效果好。因此，在多种疾病中，凡见湿邪偏重，患者不思饮食时，被动地输入营养就不及化湿醒脾，让患者自摄为优。

再如肺结核病，西医的病因是结核杆菌感染，中医的病因是痨虫蚀肺所致。在这里，"痨虫"就等于"结核杆菌"，肺结核同肺痨的病因、病机基本一致；西药的抗痨药能直接抑制或杀灭结核杆菌，而中药在抑制或杀灭结核杆菌这一病原体上没有西药显著，但中医的治则和方药是因证而设，因症状而施，故而对潮热、盗汗、咳嗽、消瘦乏力、纳差等全身的症状均能兼顾，而且能较快改善。在这一点上，西医通过消除病因而使机体自行获得相应的改善，就不及中医药一边抗痨一边积极的"堵漏""补耗"。

诸如此类，中、西医各有所长，各有所短，当取其双方之长，分而治之，合而用之，使其相得益彰。

中西医结合是一个伟大的创举，也是一个艰巨的工程。一个完善而又完整的结合不是一两代人可以完成的，但只要我们加强中、西医两方面的学习，充分发挥理论思维和实验研究两个方面的作用，并将两者有序地结合起来，一个中、西合璧的新医学体系是会形成的。

浅谈中医对充血性心力衰竭的看法

充血性心力衰竭又称慢性心功能不全，简称心衰，是常见的内科重症。本文结合临床病案试行粗浅的探析。

例一　查某，女，42 岁。孕 5 个月时下肢浮肿，分娩后浮肿加剧伴呼吸困难，经治 5 个月病情加重。诊见面㿠白而肿，唇紫舌胖，呼吸急促抬肩，呼吸 36 次/分，不能平卧，咳痰，痰中伴血丝，四肢不温，胫肿，按之凹陷，脉沉细而数。X 光片见左心室扩大，肺纹理增粗。心率 120 次/分，心电轴左偏，T 波倒置。西医诊为心肌病、心衰、心功能Ⅳ级。中医诊为肾阳虚衰之水肿伴水饮上凌心肺，心血瘀阻。治以温阳利水、益气活血。经治疗后症状日趋改善，5 日后呼吸正常，紫绀、痰中夹血及水肿全部消失，心率 74 次/分，胸透示肺纹理较前明显清晰，心功能Ⅱ级。

例二　王某，女，41岁。5年来时而胸中有憋闷感和劳作性心悸，数日前加重。现症为胸闷气短，胸中悸动，身颤抖不能自持，微咳，面色萎黄，唇紫舌暗，颈静脉怒张，虚里搏动应衣，呼吸浅促，呼吸36次/分，语不接续，脉息强弱不均且三五次或一二次一止，呈代散之象，搏动弱，心率130次/分左右，绝对不齐。胸透见心影向左扩大，心尖圆钝，肺纹理增强。心电图示心房颤动。西医诊为心房颤动、心衰、心功能Ⅳ级，疑系风湿性心脏病所致。中医诊为心气不足伴心血瘀阻之怔忡。治以益气养血、通阳活血、安神定悸。第5日患者紫绀及颈静脉怒张基本消失，呼吸正常，已自行散步。后查肺纹理清晰，心搏动增强，心率68次/分，偶有一两次间歇，患者自我感觉良好，心功能Ⅱ级。

例三　胡某，男，54岁。患咳喘10余年，遇寒则剧。1周前发作加剧，诊见面色褐夹紫斑，颈静脉充盈，唇舌紫干，喉中痰鸣，呼多吸少，张口抬肩，心慌气短有欲绝之状，足微肿，脉数而时止。胸透见双肺纹理增强而紊乱，左下肺呈一致性致密阴影，肋膈角消失（胸水）。心电图示窦性心动过速（124次/分），房性早搏，P波异常。西医诊为肺气肿，肺源性心脏病伴心衰，Ⅲ度心功能不全。中医辨为肺肾气虚伴痰饮内阻之哮喘，并有心血瘀阻证。治以益气温阳化饮，宽胸顺气活血，另加用青霉素。2日后患者呼吸趋于平稳，已能平卧，面色转润。至第6日胸透见肺纹理较前明显清晰，肋膈角隐约可见，心率88次/分，早搏消失，危象悉除，恢复如初。

从中医角度来看，上述3例为不同的病例，而西医均诊为心衰。这是因为这些患者都不同程度地具有呼吸困难、心悸气短、紫绀或其他循环淤血的征象或水肿的现象，而这些症状正是西医对心衰的诊断依据。由于中医多以主要症状定病，因此

诊余絮语

在上述病例中以呼吸困难为主要临床表现的诊为喘证，以心悸气短为主要临床表现的就诊为心悸、怔忡，以胸部疼痛为主要临床表现的多诊为胸痹或心痹，以水肿为主要临床表现的则诊为水肿。

在治疗上，西医的原则是增强心肌收缩力，主要用药为强心甙类。由于中医是因证立法，所以就没有固定的方药。如前所述，因患者具有相同的气、血、阳虚和血瘀、水停之证候，这就决定了皆要相应地采取补虚、行瘀、温阳或利水之法治疗。补虚能增强和振奋人体机能，心肌功能自然也随之增强；活血行瘀可以降低血液的黏度，改善血流分布和流量；温阳可扩张血管，改善血流通道；利水则直接减轻心脏的负荷。

糖尿病的中医辨证治疗试探

糖尿病属中医消渴范畴。其典型症状为烦渴多饮、多尿、善饥多食，病因病机为阴津不足，燥热内生，治法为养阴清热、生津止渴。现代医学认为，糖尿病是由于胰岛 β 细胞不能正常分泌促进合成代谢的胰岛素，使其处于相对或绝对不足而引起糖、脂肪、蛋白质和水代谢紊乱的一种内分泌代谢性疾病。结合多年的临床实践，我对该病的辨证施治提出如下认识，愿与同道商榷。

一、形不足以生精，精不足供气化是主要病因病机

我们现在已经知道，促进人体糖、脂肪、蛋白质合成及代谢的主要物质为胰岛素，而胰岛素又赖胰腺中的胰岛 β 细胞分泌。胰腺是一个实质性的器官，胰岛 β 细胞又是胰腺中的实体组织，这在中医学中通称为"形体"。胰岛素既是内分泌细胞产生的特殊的有高度生物活性的有机化合物——激素之

一，又是维持生命活动的基本物质，这按中医术语的说法当称之为"精"。胰岛素促进糖、脂肪、蛋白质代谢的过程，中医则谓之"气化"。胰腺中的胰岛 β 细胞不能产生胰岛素以供人体合成、代谢之需，这从中医学的理论角度来解释，可认为是"形不生精"，继之"精不足供气化"，以致脏腑功能失调而形成糖尿病（消渴）。本病的病因可为先天禀赋不足（原发性），或为后天破坏、失养（继发性）。其病机可简要归纳为：形不足以生精，精不足供气化，不能进一步化生水谷精微，以致精微从小便而出，故尿多、尿甜、尿浊；精微得不到利用，反致流失，无以化生津液自养，故口渴、消瘦；人体为自救，故多饮、多食。这样的解释不仅表明了"不足"为该病发生之基础，还看到了因此而虚其虚的复杂病机。

二、调形促生精，补精供化生应为基本治疗法则

根据糖尿病的生理、病理，最理想的药物治疗方案是促进生成或修复胰岛 β 细胞，使之能自行分泌足量的胰岛素或提高胰岛素的效应。按照中医学的理论和方法，补肾无疑是首选。

中医对该病治疗的记载首推《金匮要略》，书云："男子消渴，小便反多，以饮一斗，小便一斗，肾气丸主之。"肾气丸即为治疗该病的最早代表方。但由于历代大多数医家为"内热"病机所囿，见方中有桂、附，未予进一步深究和推广，尊崇此方治疗本病者亦多从"蒸水升津"或"阳中求阴"立论而圆其说，直至后来将此方仅用于临床阴阳两虚一型。

考此方原为"虚劳腰痛，小腹拘急，小便不利"之虚劳病而设，方中滋阴温阳药物并用，气、味具厚，实尊"形不足者温之以气，精不足者补之以味"（出自《素问·阴阳应象大论》）的培补宗旨而组成，可谓补肾之祖方，今人列为补阳

的代表方。张仲景先创此方治"小便不利"，后又以此方来治"小便反多"，论述虽过简，立意不得而知，但不能不究他组此方的原始创意与方药的固有功效。再从他以同一方药治疗临床表现截然不同的两种病证，应看到他已把这种"小便反多"的消渴与"小便不利"的腰痛皆纳为肾虚一源。然这正与按中医理论来解释阐述的糖尿病的病因与治疗法则相吻合。故而我认为，尽管金匮肾气丸治疗糖尿病的效果并不甚理想，但其立足于肾，通过温阳滋阴并用、调形补精并举以培固根本，故应视为糖尿病治疗的理论框架或基本法则。

我对近代出版的部分糖尿病专著中列出的经药理和临床检测具有降糖作用的中药，按《中药学》中的分类方法进行统计：常用中药 83 种，分为补虚、清热、解表、祛湿、温里、活血、消食、行气等 14 大类，其中直接有补虚作用的有 28 种，在其他各类中具有补益功能的有 15 种，合计共占 52%，其余各类不过一至数种而已。补益的中药按功效分，补阳和温性药物计 27 种，占 32.5%，养阴和清热药共计 17 种，仅占 20%。此即使不足以作为应用阴阳并补以调形生精之佐证，亦大可不必为内热病机所困扰，为养阴治则所拘泥而失治于时。

黄芪、威灵仙之于石淋

中医药治疗石淋不仅历史悠久，且效果肯定。由于如今的 B 超能及早发现结石，诊断上足可借助之，无须赘述。但如何提高疗效和缩短疗程仍是医者孜孜以求的。

治疗该病的方子很多，如石韦散（石韦、冬葵子、车前子、瞿麦、滑石），八正散（木通、车前子、瞿麦、萹蓄、滑石、大黄、甘草、山栀、灯心草），现在多在上方中加入金钱草、海金沙、鸡内金以加强其消坚涤石的作用，或者以此三味作为基本方药而视症加味。我治疗该病亦基本相同，所不同的是我必用黄芪、威灵仙两味药。其思路是：黄芪本有利尿作用，再则能补气，可合利尿药推动结石下行；威灵仙可治骨鲠（骨刺卡于咽喉、食道），无论其作用机制是软化所梗之异物或是松弛被刺激处的人体组织，将其用于结石病之治疗都是非常合适的。我曾经看到一则报道，说是某医之邻居会气功，能一手将河中之鹅卵石捏得粉碎，他感到奇异而登门拜访之，见其家中的小锅内有很多鹅卵石被药水泡着，询及系将威灵仙与石头同煮后一起浸泡，石头即变疏松。该医是个有心窍的人，于是便将该药加用在治疗结石病的处方中，疗效倍增。由此可见，威灵仙应是一味治疗泌尿系结石难得的理想药物，所以临床时我每必用之，其效果的确较单一利尿排石为优。

放射治疗后一些病症的治疗

用放射治疗（以下简称放疗）一些恶性肿瘤（如鼻咽癌、宫颈癌），或能治愈，或虽未彻底治愈但延长了生命，不管如何对患者来说都是幸事。但有一些人在放疗后常留下一些疾患，甚者反复发作，经久不愈。我自 1969 年始接触这类疾患时不知如何是好，也不敢贸然处理，后来看到患者痛苦，于心不忍，就根据中医辨证予以试治，结果都有一定乃至良好的效果。如一秦姓女患者，1986 年 54 岁时患宫颈癌，经过放疗治疗后，出现或前后阴区域灼热、小便热涩，或大便干结，或大便秘结与泄泻交替，或大便下血，或尿涩、便血伴下肢浮肿。如此数年反复发病，均以中药治疗而消除症状。这证明中医学之博大精深，一些现代医学无可奈何的疾患，中医也能治。

对该类患者，我总的思路有二：一是正虚，二是阴虚。故凡辛燥克伐之药尽量不用或少用。现简单地归纳一下治疗放疗后常见的主症与兼症的方药。

　　耳鸣、耳聋——左慈丸合益气聪明汤加减：熟地、山药、泽泻、茯苓、山茱萸、五味子、人参、黄芪、白芍、葛根、蔓荆子、甘草、磁石、菖蒲、升麻、柴胡。兼目昏花者，加枸杞、杭菊。

　　牙龈出血——玉女煎加减：生石膏、生地、知母、麦冬、怀牛膝、玄参。如系鼻衄，以此方再加藕节、鲜茅根汁。有热象者，加山栀。

　　口干渴——生脉饮加减：洋参或白人参、麦冬、五味子、石斛，或加乌梅。盗汗、自汗亦以此方加黄芪、红枣。

　　大便干结——增液汤加减：玄参、生地、麦冬、火麻仁。如闭结不通有日，以此汤泡生大黄服1次，中病即止。

　　大便下血——黄土汤合槐花散加减：人参、白术、黄芪、黄芩、生地、甘草、阿胶、槐花、地榆炭、侧柏叶、大黄炭，以灶心土沉淀液煎之。

　　小便热涩——导赤散加减：生地、木通、甘草、黄连、滑石、灯心草、水竹叶。伴尿血者，在此方中加入小蓟、藕节、茅根、旱莲草、阿胶。

　　下肢水肿——四苓散加减：白术、泽泻、茯苓、猪苓、大腹皮、汉防己、甘草。

　　五心烦躁——清骨散加减：银胡、胡黄连、秦艽、鳖甲、地骨皮、青蒿、知母、甘草、生地。若心中烦热而躁明显者，加朱麦冬、酸枣仁。

　　如再兼其他症状，以相应的中药伍之，只是尽可能不要用温燥、克伐之品。

中医治疗急症

作为治病救命的中医学，自古有论有治法，只是在西医蓬勃发展的今天，中医几乎完全退出对急症的救治了。我曾在无车无电的山区工作30余年，其中有12年的时间是在边远的公社卫生院，当时在医疗方面几乎独当一面，什么病都得治，特别是危重急症。我运用中医药也曾治愈了不少危重急症，下面以厥证、脱证两案为例。

厥，就是四肢厥冷，总因阴阳之气不相顺接所致。脱，分阳脱和阴脱，阳脱即亡阳，阴脱即亡阴。两者多系内科疾病的变证，为内科常见之急危症，类似于西医之休克。

一、误汗太过致脱

1972年初秋，我见同事连续两天到一病患家出诊打针，回来问其故。同事诉：该户48岁的女性患者之前患头痛、发热，服用本院某医生开的中药后病情加重，昨天见患者大汗出，面色苍白，口渴引饮，心慌气短，语音低微而不接续，脉细数，注射了葡萄糖还是无效，今天上午我再去时人已经半昏迷了，头面出细汗，呼吸微弱，脉搏细弱，几乎摸不到，看来是不行了，已嘱家人日夜护守并准备后事了。听罢，我当即到中药房查看该患者原来的中药处方，发现为发散风寒之剂，内有麻黄2钱，桂枝3钱，羌活3钱，还有白芷、防风、生姜等10余味，共2剂。此时，西药药剂人员说还有张处方是复方阿司匹林片6片，每日3次，每次1片。我判断该患者应是因中西药同用导致发汗太过之故，建议开1剂生脉饮给其服用试试。同事说都已经输了2天的葡萄糖了，葡萄糖应该不差于生脉饮吧！傍晚时分，患者女儿从医院门前经过，我便问其母情况，她泪流满面地说已经昏迷了，估计是不行了，现在正要到商店买点办丧事的东西。我建议给其母拿一点中药带回试试，未死就立即煎服之。患者女儿同意后，我即按气阴两虚而致的脱证开出 1 剂生脉饮加黄芪方，即白人参 5 钱，麦冬 5 钱，五味子 5 钱，黄芪 5 钱，嘱首煎 1 次服完，未死夜 10 时许再服第 2 遍。

次日晨，家人来院付昨天药费，告知首煎药服后 2 个多小时人便清醒，并能够讲话，后来还吃了点汤食，早晨情况更好些。后未再服药，自行调理而愈，此人活到 88 岁方逝。

本例患者多半是被一个未认真学过中医，照书开方的老先生所诊。时值初秋，气候尚温，该医不仅应用辛散过重的中药，还应用复方阿司匹林片。估计该医仅将复方阿司匹林片作为祛头痛之药，而不知其同样具有发汗解热的作用，两者同时使用，而且使用了 2 天，使患者一再发汗，导致气津两伤而致脱。我未诊视患者，仅凭出诊医生所述及首诊用药判断，1 剂生脉饮立挽其危。

风寒外束的表证，症见发热恶寒无汗者，辛温解表是其正法，然只需一次使腠理开泄得汗即可，不可反复使用，这在《伤寒论》中就有明示。麻黄及所有的解表药，特别是辛温解表药的发汗作用是体温越高越敏感，因而用量宜轻，同类药伍之宜少，反之则可重一点。

二、新生儿寒厥

1984 年 4 月中旬，某日下午，距医院约 2000 米的后面山上一戴姓老人抱孙子匆匆来诊。诉：小孙儿出生才 5 天，昨天上午小孙儿一切还正常，下午就开始嗜睡，因家中只有四口人，儿子外出办事未归，自己又忙于家务和农活，白天只有母子二人在家，且大家并没有当回事。今天早晨发现小孩还在睡，中午媳妇说小孩不喝奶，也不哭，我仔细一看面色不对，就急忙抱至本地医生处就诊，本地医生说孩子已经没有希望救回了。

诊见：体形较小，全身肤色晦暗，近于红褐色，不温；听诊呼吸音缓慢而微弱，心率36次/分，心音弱；无法测到肛温。我想，该患儿病虽危重但总不能就此放弃，根据症状患儿现在是缺氧，呼吸、循环出现衰竭现象，然我处既无氧气，又无相关急救药品和专职护士，无法施行西医方法。我思考后只好用中药试一试，也算是尽到力所能及的责任了。于是根据症状按寒厥证开出红参须5克，淡附片3克，炙甘草2克，1剂，令其急速回去加水100克煎成50克许温服，今晚第1煎药慢慢喂，要全部喝完，明晨再服第2煎药，如若有效，明晨再来更方。并嘱小儿衣服不可穿得太厚、太紧，头面不可遮得太严。

自患儿走后，我一颗心一直意悬悬放不下，难料其存亡。次日早晨我频繁观察他家来院的必经之路，一直到上午10点左右，见其祖母又抱小儿过来了，到医院后告诉我患儿下半夜即开始喝奶，早晨喂药时还哭了。解衣检查，见患儿面色已转红润，皮肤转温，心率已达100次/分，呼吸音增强，气管可听到痰鸣音，肛门温度37.6℃。患儿危象消失，于是我根据气管有痰，予清肺化痰，佐益气健脾之药2剂，并告其家属多留心照看，服药后视情况再诊治。后未见再诊，访知已愈。几年前孩子之母见到我喜告被救治的孩子已结婚生子了。

对于危重症的救治，西医方法众多，中医是无法与之相比的，但也只是从成功的概率上而言。在条件简陋，西医技术人员缺失或经验不足，不能接诊的情况下，谨慎地运用中医药救治或可挽危亡于万一之中，即使失败，总比坐视其毙要人道得多。所以，作为中医，此术不可废之。

输卵管闭塞性不孕诊疗谈

输卵管闭塞系病理性的输卵管阻塞不通，以致精子、卵子不能会合，无从受孕。现代的女性绝育手术即是人为地阻塞或截断输卵管这一通道而使其不孕，两者道理和结果是相同的。输卵管闭塞是临床常见的女性不孕的原因之一。其病因多为生殖道其他部位或邻近器官病变而继发管道水肿、炎性增生、蜷曲变形，以致管道狭窄直至阻塞不通。所以临床上无论是原发性不孕或继发性不孕，都可因此造成。这种原因所致的不孕，可以肯定地说古往即有之，只是由于中医学理论的宏观性，加之历史条件所限，没有明确的理论而已。无论并非无治，中医认为"女子以血为用"，故而在治疗女子不孕时，无论是肾虚、肝郁、痰湿的哪一型，都或多或少地加入活血之品以"动血为用"，这也就或强或弱的具备了疏通输卵管的功效。值得一提的是傅青主治肝郁不孕的"开郁种玉汤"（当归、丹皮、芍药、白术、茯苓、香附、天花粉），药虽只有7味，却集活血行瘀、疏肝理气、利水、清热凉血、解毒消痈多种功效于一方，而这正对应了疏通输卵管应取的治疗法则。所以说中医对该症虽"无论"，但却"有治"，只是兼夹和顺应在其他病症的治疗之中。

不孕症是中医传统的治疗病种，时至今天，中医仍能显示其功力。如数年前我曾治疗过一位34岁的不孕妇女。该患者第1胎产后上节育环已5年，3年前取环备养第2胎，等半年多未受孕而四处求诊，无果，后在我的老患者的介绍下访往我处求诊。询及经期、经量、经色及其他皆正常，带也不多，亦无其他内科疾患和不适，形体虽不丰亦素来如此，舌象、脉象无特异。因其不孕之因无其他症状可参辨而无从着手治疗，故建议到保健院检查输卵管是否通畅。患者诉曾因输卵管不通畅治疗过一段时间，但至今还是未孕。据此我认为，该患者之不孕还是输卵管不通所致，先予活血散结：当归15克，川芎8克，丹参15克，赤芍15克，丹皮10克，红藤20克，莪术10克，香附15克，川牛膝10克，红花6克，黄芪15克，甘草6克，炮山甲8克（研冲）。嘱此方先服10剂，待月经来后再诊。10余日后患者复诊，诉月经已来3天。给予补肾养精，少佐活血之品，再进7剂。嘱如若下次月经不至即可能为受孕，若月经仍至即建议再行输卵管检查。后未再来诊，3个月后得知患者已受孕。

像上述病例，如不是检查有输卵管不通之候，则无症可辨而无从立法治疗，充其量也只能是调理冲任，少佐活血以治之，然患者以前按此法治疗过，并不见效，如此"隔靴搔痒"其效可料。若无此证候为据，就没有使用如此重而专的行瘀散结药的理由，之所以用药如此之专而重者，乃因纵使如此还有不瘥者。

我自70年代起治疗女子不孕症时，常请妇科人员帮查此项以使诊断更明确，治疗更专一。

浅谈原始医案的解读与整理

医案亦称"诊籍"，是中医在诊疗过程中对于病症诊断与用药的案例记述。明代时有医家认为，医案如弈棋者之棋谱，读之可以学到前医之技巧，给人以举一反三之启示。所以自明代以后，医案著作占了中医书籍很大的比重。近几十年来，由于一些名老中医相继走向暮年或辞世，他们生前多忙于诊务而无暇著述，为抢救这些老中医的诊疗经验，卫生部门往往组织人对其残存的医案进行搜集整理，这给年轻的医生提供了一个展现技能的平台，但因这项工作需要一定的阅历和医学、文学功底及技艺，所以对一些人来说又是一个挑战。

由于原始医案不是刻意的著作，所以有些医案只有一个病名或证型，乃至只有一个症状和药物的处方，即使是现在的医案，病史、证候、立法、方药均详尽记录，但仍不能完全展现医者组合构思的意境。因为我们要了解这些老中医的学术经验，不是肤浅地看他何病何证用何方药，然后仿效之，若此，既看不到立案者的学术成就，对自己也无从提高，最多只是为自己提供一个"画样"而已。所以读原始医案应是"解读"，即用分解剖析的方法去阅读、去分析立案者为什么这样辨证立法用药，去了解他的立意、创意及特点。因此，对于记述过简的医案要倒推，即以药测方、测法，以法测证、测病。一个会读书的人读医案，除了专心致志外，往往还以身陷其中、身临其境的心态去品味，如此方可评判出所读医案之优劣及其精华之所在。

医案的整理一方面是归类、汇集某医有价值的医案，另一方面就是整理者通过点评、揭示以便于读者阅读。我们读医案只要心领神会即可，而整理者则要把读后意会而没有言传的东西用简洁的文字表述出来。由于中医历来分科不细，除了有所侧重外，几乎什么病都治，加之以前未统一中医教材，医家各随其师尊崇一家或几家之说，以致同病证而辨治不一者常见不鲜。再加上时世变迁，医生与患者所处的环境、药材产供的条件等不同，都会对同一病证的方药造成差别。因此，整理者除了要通晓临床各科的基本理论与治则，还要了解相关医家的原著及医者所处的时代与区域等因素而合参之，以避免以今统一之论或以己之偏去评判医案而无法发掘出其学术成就。

以前有学者对译文提出"信、达、雅"的三字要求，我认为这三字诀同样适合医案的整理工作。在这里，"达"指理解透彻，行文能充分表达其思想；"雅"是指文字流畅、优美。如果说这两者取决于整理者的医学和文学功底，不好强求，但对于"信"，即忠于原著这一点却是人人可以做到的，这也是非常重要的一环，必须做到。我曾见为他人整理医案者，一是把门诊的病案按教科书一样逐层刻意编写，这就给懂医案的人一读便有一种明显失真的感觉；二是按现代教科书的立法选方、用药去套改，见到方证不符的便予以更改方名或改症、改证，见到原方药物与自己推测出的方有出入的，无则加之，多则减之。这种医案其实成了整理者个人的作品医案。须知，对一药兼有多种功效的现象，因医生所读的药学书和经验、习惯不同，有人侧重此，有人侧重彼。还有一些乍看起来不可思议的东西，往往就是其独到的经验与特色。所以我们整理、转录别人的医案时，除了纠正因笔误别字、漏字和对药物的生僻名、谐音名予以按常用名和正确的名字给予纠正或对剂量按现时用制予以换算外，其余均应保持原貌。如此，除做到了"信"之外，还恪守了尊重别人的道德准则。

再就是点评工作，即前面所讲的力求达到"达""雅"。这虽取决于整理者的综合素质和文字风格，没有统一的规范，也难以统一要求，但我认为有几点必须注意：①对一些中医古病名和俗名尽可能用现在通称之名注之。②凭自己的能力认真解析、评点，文字简洁流畅。对与自己的观点、方法相似的，不要夸夸其谈；对于不能很好掌握的，能注多少是多少，不要牵强硬解、妄评，以免误导，留下一些让读者们仁者见仁、智者见智也好。

下面是我1998年应县卫生局指示而搜集的岳西县医院已

故老中医汪承林先生（1905—1972 年）的医案。据此案的提供者，当年与其共事的储厥芳医师称，这些医案系他根据汪先生自己记录的"临床验案"如实转抄而来。其案记录极简，也没有时间记载，据我多方考证，此系20世纪50年代末至60年代初的临床医案。原抄本有40余例，我曾筛选30例用按语简要分析点评，现择15例附后，以飨读者。

例一　汪某，男，5个月。

麻未发现，夜热，咳嗽。

荆芥二钱	防风二钱	葛根二钱	桎柳二钱
连翘二钱	银花二钱	紫草二钱	桔梗二钱
蝉衣七分	生甘草一钱		

【按】时值麻疹流行，小儿发热、咳嗽，虽未见疹仍应考虑为麻疹初热期。麻为阳毒，以透为顺，故以荆芥、防风、葛根、桎柳、蝉衣祛风解表透疹，连翘、银花、甘草清热解毒，桔梗宣肺祛痰，紫草凉血解毒兼能透疹，并可预防麻疹。全方合用而成辛凉透表、清宣肺卫的初热期治则。

一般来讲，六个月以内的小儿如母亲曾患过麻疹，其血液中尚存母亲传递的麻疹抗体而极少罹患。假使此患儿不是麻疹，其发热、咳嗽亦应考虑为风热犯肺，方亦适证。

例二　吴某，男，8岁。

麻疹出现，高热、神昏。

银花三钱	连翘二钱	山栀二钱	知母二钱
生地二钱	玄参二钱	丹皮二钱	羚羊角二钱
贝母一钱	甘草一钱	化红二钱	牛蒡子二钱
蝉衣八分			

【按】发热为透发麻疹的必有过程，特别是出疹期，发热持续且热势甚，有小儿不耐其热者可伴神昏、抽搐等症。此期最易出现变证。此例从用药上看，患儿有麻邪内陷心肝之兆，故以清热解毒、泻火凉血并用。药用羚羊角以平肝息风，用化红、贝母化痰，佐牛蒡子、蝉衣以透邪外出，合而内清外透以祛其邪。

例三　金某，1岁。

麻收，白㾦又现。

石膏三钱	连翘二钱	黄芩二钱	竹叶二钱
知母二钱	牛蒡子二钱	麦冬二钱	石斛二钱
川贝母一钱			

【按】麻疹收没后又出现白㾦，此症并不多见。白㾦乃湿热之邪留恋气分不解而酿发，据此推测，可能系小儿患疹之时调理不当，或者逢湿气较盛之际，余热未清复感湿邪，两相交阻而致。所以药以清热泻火，疹后总系阴虚，故佐以益肺胃之阴。

例四　吴某，女，3岁。

麻后高热、咳嗽。

生地二钱	玄参二钱	丹皮二钱	山栀二钱
知母二钱	麦冬二钱	牛蒡子二钱	化红二钱
川贝一钱	生甘草一钱	蝉衣六分	

【按】麻疹病当疹点出齐后应热渐退，咳嗽渐减，然此例麻疹后高热、咳嗽，系余毒未清而致。麻疹为呼吸道传染病，前人曾有"疹为太阴风热"之论。麻毒为阳邪，易化热化火，肺为娇脏又不耐寒热，余毒未清，肺脏受戕，故而复热、复

咳。方以清热泻火、凉血并用，佐麦冬养肺阴，化红、川贝化痰，牛蒡子利咽，配蝉衣以搜邪外达。

例五　王某，男，35岁。

伏暑晚发（偏于湿）。

苍术三钱	厚朴三钱	法半夏三钱	茯苓三钱
橘皮二钱	羌活二钱	桔梗二钱	荆芥二钱
益元散三钱	枳壳二钱		

二诊：

银花四钱	连翘三钱	知母三钱	苍术三钱
滑石三钱	荆芥二钱	厚朴三钱	枳壳三钱
麦冬二钱			

三诊：

银花四钱	连翘二钱	知母二钱	滑石二钱
麦冬二钱	化红二钱	天花粉二钱	黄芩二钱
桔梗二钱	石斛二钱	蝉衣一钱。	

例六　刘某，女，30岁。

伏暑晚发（偏于热）。

银花四钱	连翘三钱	杏仁三钱	豆豉三钱
瓜蒌仁三钱	天花粉三钱	黄芩二钱	桔梗二钱
桑皮二钱	荆芥二钱	甘草一钱	

二诊：

银花四钱	连翘三钱	麦冬三钱	知母三钱
生石膏六钱	丹皮二钱	桔梗二钱	黄芩二钱
化红二钱	川贝一钱	生甘草一钱	

三诊：

银花四钱　　连翘三钱　　天花粉三钱　　知母三钱

石斛三钱　　麦冬二钱　　丹皮二钱　　桔梗二钱

枳壳二钱　　生甘草一钱

四诊：

生地三钱　　玄参三钱　　麦冬三钱　　白芍三钱

丹皮三钱　　石斛三钱　　枸杞子三钱　　桔梗二钱

太元蒲二钱

【按】长夏受暑，过夏而发病者名曰伏暑，是发于秋冬而临床具有暑湿见证的一种急性热病。例五偏于湿，首诊可能症见寒热、身重、脘痞、苔腻，故治以祛风除湿为主；继之湿微而热偏盛，故重以清热佐以除湿；三诊据其用药可度其因热伤肺胃而症见咳嗽、口干渴，故治予清热化痰、养阴生津。例六偏于热，故首用银翘散加减以辛凉解表，继之清热泻火。暑热易伤津劫液，所以在清热之时渐次加入养阴生津之品直至养阴增液。

纵观以上伏暑两案，可见先生熟谙治暑"首用辛凉，继用甘寒，终用甘酸敛阴"之旨。

例七　卢某，男，36岁。

湿热上蒸头晕。

茵陈四钱　　山栀三钱　　苍术三钱　　知母三钱

防己三钱　　赤茯苓三钱　　泽泻二钱　　猪苓二钱

木通二钱　　车前二钱　　羌活二钱

【按】本案证系湿热为患，故以茵陈清利湿热，配山栀、知母清热，苍术燥湿，羌活祛风胜湿，余药利水湿下行。全方药味不多却面广，广中又有所侧重。

又按：此例"湿热上蒸头晕"之"晕"字疑为"昏"字之误。因湿热熏蒸于上，可出现头部昏蒙或昏重，即"昏昏然"之状。再因以前有的老先生们把"晕"读成"荤"，与"昏"字同音，至于字义更少有人去考证，以致一些医生们也不辨而混用，何况患者乎？所以我在临床上凡听其有"头昏"或"头晕"之诉时，皆以"晕转"或"昏沉"之状比述而细问之，以防其误。在此案中无论是"昏"或是"晕"，只要确定是湿热上蒸，药即可用清利湿热，湿热去，则昏昏清、晕晕定。

例八　徐某，女，52岁。

疟疾。

首乌六钱	党参三钱	鳖甲三钱	柴胡三钱
茯苓二钱	桂枝二钱	槟榔二钱	常山二钱
乌梅二钱	青皮二钱	生姜五片	大枣七枚

【按】此方系治劳疟（虚疟）的何人饮合截疟七宝饮化裁而成，可见其疟疾久发不止，气血已虚。

例九　夏某，男，22岁。

气颈。

海藻三钱	昆布三钱	海蛸三钱	蛤粉三钱
牡蛎三钱	香附三钱	夏枯草三钱	

【按】"气颈"即"气瘿"的俗称，现称为地方性甲状腺肿，是由于缺碘所致。现由于在食盐中加碘，所以已不多见。在此之前发病较多，多以中药治之。中医亦认为本病与水质和情志有关。上方是治疗气瘿的代表方四海舒郁丸减木香、橘皮加香附、牡蛎、夏枯草而成，具有理气解郁、软坚消肿的功效。

例十　方某，男，30岁。

风痰闭窍，时发时止。

当归六钱	熟地三钱	白芍三钱	党参三钱
知母三钱	茯苓三钱	橘皮三钱	白术八钱
山茱萸四钱	枣仁五钱	桂枝二钱	半夏二钱
胆星二钱			

【按】从"风痰闭窍，时发时止"八个字推测，患者应系癫痫病。癫痫病在休止期的治疗，前人多主张调理阴阳、补气益血、健脾胜湿、息风除痰。故用八珍汤加减，以气、血、阴、阳并调，并佐星、夏燥湿除痰。

例十一　汪某，男，48岁。

肾不纳气。

熟地八钱	山茱萸四钱	枸杞三钱	山药三钱
茯神三钱	白术三钱	白芍三钱	怀牛膝三钱
龟胶三钱	枣仁三钱	远志二钱	苏子二钱
橘红二钱	附片二钱	肉桂八分	

【按】"肾不纳气"是喘病日久或年迈体弱而出现的一个证型。肾为气之根，病久及肾，肾阳虚衰以至呼多吸少、气不接续、动则喘甚、张口抬肩、汗出肢冷等。故治以金匮肾气丸为主方减丹皮、泽泻加龟胶、枸杞阴阳并补，佐苏子、橘红降气化痰，白术健脾除湿，枣仁、远志宁心安神。本方看似杂，但条理清楚，多症兼顾。

例十二　何某，女，63岁。

心急痛，汗多，苔绛。

当归三钱	赤芍三钱	瓜蒌仁三钱	薤白三钱

半夏二钱　　枳壳二钱　　五灵脂二钱　郁金二钱
木香一钱　　炮姜一钱　　沉香六分（冲）

【按】心痛又称胸痛，乃胸痹之重症（此病类似西医冠心病之心绞痛）。此例"心急痛"乃突发心痛，且出汗多，是为重候。此病多因气滞血瘀和胸阳痹阻，所以用瓜蒌薤白半夏汤加炮姜以宣痹通阳、散寒化浊，加当归、赤芍、灵脂、郁金以活血通络，加沉香、木香、枳壳行气。胸阳通、气血行，其症自解。

从主症与用药上看，我疑"苔绛"二字之苔乃舌之误，绛为紫之混。舌苔不应有绛色，再者绛色主热，方药为通阳活血，故当为"舌紫"。

例十三　吴某，男，38岁。
先便后血。
熟地六钱　　当归五钱　　白术三钱　　地榆三钱
阿胶三钱　　黄芩二钱　　附片二钱　　甘草一钱
石耳四钱

【按】"先便后血"在《金匮要略》中谓之远血，系脾阳不足不能统摄而致大便下血。上方亦系《金匮要略》之黄土汤加地榆、石耳以凉血止血，加当归以补血、引血归经。

例十四　胡某，女，24岁。
经水不止，小腹疼痛。
丹参六钱　　当归三钱　　杜仲三钱　　益母草三钱
川芎二钱　　白芍二钱　　续断二钱　　香附二钱
砂仁二钱　　玄胡二钱　　红花一钱　　甘草一钱

【按】观方内共取八味活血行气药，表明该患者经水不止系血瘀所致。由于瘀血内阻，新血不守，而出现经水淋沥不止；离经之血蓄积胞宫而致小腹疼痛。测其症，血中可夹杂小血块，腹部疼痛拒按。方中重以活血行瘀，佐以行气和调肝肾，使瘀血去，胞宫宁，经水自止。

此案属"通因通用"之反治法，在治崩漏三法中属于"澄源"法。凡有瘀为患的出血切不可塞流。

例十五　吴某，女，24岁。

湿滞下焦，经行腹痛。

党参三钱	黄芪三钱	当归三钱	茯苓三钱
桂枝三钱	益母草三钱	白术四钱	防风二钱
白芷二钱	丹参六钱		

【按】从此方益气健脾渗湿并佐以活血祛风的配伍看，"湿滞下焦"可能症见带下量多，仿"寓补于散之中，寄消于升之内"，以治脾虚带下。湿阻胞宫，经行受阻，故伴经行腹痛，所以用丹参、当归、益母草活血调经。

诊余絮语

医案选编

　　以下是我从退休前和退休后保存的病例中筛选出的一些完整的临床病案。由于本人学术平平，又无甚特色，所以力图从中选取具有中医特色且又为难、重、稀、效等有价值的杂证病案，但因文字能力有限而难"达""雅"，惟"信"可取。

　　我看医案书籍，除了非常之病和脱离常规之方药的篇章看看"按""评"之外，其余多在心中默评。再者读医案者都为同行，对那些常见病及形成套路的常规方药的病案，如若再将其症、证、方、药逐一联系起来，详加分析、解释一番以织成"无缝天衣"，实属多余。我认为，能够表达作者自己感悟的学术观点与主张，以及临床辨证与治疗的思路和方法等，以启迪读者的个性思维和探索精神，这也是写中医文作的一个方向。所以在有些复杂病证的案例中，我对病史、治疗经过写得比较细，而在按语中，除了极少几篇为防歧解而对药物予以简略陈述外，多以提示什么或借题说事的方式写成，以表达我的一些观点。

内科篇

湿温

　　汪某，男，62岁，温泉镇农民，2006年8月14日初诊。3天前因全身微发热，困重，头痛在当地就诊。诊为感冒，治疗 2 日无效而转诊。现症为全身闷热，头昏重如裹，间以作痛，全身困重无力，脘痞胸闷，不思饮食，面色不华，舌苔白腻，脉濡。证属湿温初起，湿邪阻遏卫阳。治以芳香化湿，疏中解表。

藿香 10 克	茯苓 15 克	半夏 10 克	厚朴花 10 克
白蔻 8 克	苍术 10 克	苡仁 18 克	杏仁 10 克
羌活 8 克	佩兰 10 克	豆豉 10 克	黄芩 10 克

2 剂。

8 月 16 日二诊：诉闷热已解，头身轻松如释重负，现仍觉全身无力，饮食乏味，脘部有胀满感，舌苔仍白腻，脉濡缓。此表证已化解，湿邪尚重。更方如下：

党参 10 克	白术 10 克	苍术 10 克	茯苓 15 克
半夏 10 克	厚朴 10 克	藿香 10 克	白蔻 8 克
苡仁 20 克	橘皮 10 克	黄芩 10 克	甘草 6 克
红枣 3 枚			

3 剂。

【按】湿温证可见于现代医学的很多疾病，特别是见于传染病的病程之中。该证与多发于夏令梅雨季节的湿阻证有相似之处，起病都有头重、身困乏力、胸闷脘痞、纳呆不渴或渴而不欲饮、舌苔白腻、脉濡等湿邪为患的共同症状。所不同的是，湿温为湿热之邪蕴结，邪有在上、中、下三焦之分，属于温病范畴，易于热化，均见发热（身热不扬），热化后甚至稽留高热，故存在着卫、气、营、血的传变过程；湿阻是环境与气候、体质所致的湿邪阻于中焦，故以脾胃运化功能障碍为主，一般不发热，或仅有低热感，不存在卫、气、营、血的传变。两者必须加以鉴别。

本例首诊以藿朴夏苓汤加减，一方面芳香化湿于外，一方面淡渗利湿于内。二诊时身热退，提示表邪已解，内湿尚重，故去羌活、杏仁、豆豉，加党参、白术健脾胜湿，会同原有的利湿、化湿之品以除内湿。

头痛

例一　胡某，女，27岁，温泉镇职工，2002年12月23日初诊。

患阵发性头痛多年，最长2月一发，甚时1月数发，为时半日至2天不等。发作时头呈阵阵抽搐，或如鸡啄食状阵阵刺痛，有时疼痛难忍，或伴眩晕、呕吐。做过多次检查，均诊为神经性头痛，曾多次住院治疗，但不能阻止其发作。谓我曾在5年前为其治疗过，后2年未曾发作，后来再发作时症状大为减轻，为时亦缩短。现又发作，托其父往我处求配方。治以疏风通络止痛。

杭菊10克　　僵蚕10克　　川芎8克　　荆芥8克
薄荷8克　　防风10克　　白芷10克　　细辛4克
地龙10克　　钩藤15克　　生白芍15克

3剂。

患者4天后自往我处更方，谓1剂药服后痛减，现已不痛，求以药巩固之。乃于上方加当归、丹参、珍珠母，5剂。后访未再发作。

【按】首方为菊花茶调散去羌活加地龙、钩藤、白芍。菊花茶调散为川芎茶调散加菊花、僵蚕而成，一改性温而近乎成平凉之剂，且祛风之力大增。本方为我治头面之风的通用基本方，无论偏、正头痛，三叉神经痛，鼻炎之头痛，面部肌肉及神经痉挛、面瘫等症，均以此方加减或与他方合而用之，效果良好。

例二　张某，女，69岁，庐江县汤池镇退休教师，2012

年 7 月 15 日初诊。

患发作性头痛至今 30 多年，开始只是随气候变化、情绪紧张或劳累而发作，40 多岁后发作频繁，间歇期缩短，长时 10 余天，短时数天，部位以前额及偏右侧为主，呈一闪一闪样疼痛，不服止痛药则不能止。患者 20 岁时曾从立梯上跌地，但未造成头颅外伤和明显症状。10 多年前曾在蚌埠市一家医院做多项检查，诊为脑血管畸形（细屈）。后又在合肥、庐江县医院检查并住院治疗。屡经中、西医治疗，仍不能阻止头痛发作，身边常备芬必得，以备不时之需。近几年，头痛时或者疼痛消失后伴头晕、眼花。

诊见：头痛发作已 3 日，前额和右侧头部呈节律性一闪一闪状疼痛，伴头晕，眼昏花，饮食及二便正常，无鼻炎和高血压病史，形体瘦，精神尚可。测血压 102/66mmHg，脉缓无力，舌质正常，舌中白苔。辨证为瘀阻头痛，因血行不畅不能载气敷布而致眩晕。先予疏风通络，佐益气活血。

川芎 10 克	荆芥 8 克	白芷 10 克	杭菊 10 克
细辛 5 克	当归 10 克	丹参 15 克	地龙 8 克
党参 15 克	黄芪 15 克	枸杞 15 克	炙甘草 6 克

3 剂。

7 月 19 日二诊：诉头痛几近消失，眩晕亦有所改善。现以眩晕为主伴昏昏然之状，舌同前，脉较前有力。初次综合性试探治疗既有效，再专而治之，更方如下：

当归 12 克	川芎 10 克	红花 8 克	丹参 18 克
桂枝 15 克	白芷 10 克	细辛 4 克	蜈蚣 2 条
党参 15 克	黄芪 15 克	薄荷 6 克	菖蒲 15 克

三七粉 6 克（分冲）

5 剂。

7 月 26 日三诊：近来天气异常，本应发作头痛，但未发作，只是出现头昏重，如物裹蒙，兼见胸脘痞闷，纳呆，全身无力，二便仍正常，不渴，脉濡缓，舌苔白腻，中间色黄。近1周来天气炎热，时作暴雨，本地又处于地下温泉流布之区，上下交蒸，闷热异常，我自己亦难以忍受如此湿热之苦，况患者也。治予健脾利湿，佐芳香化浊。

苍术10克　白术10克　党参15克　茯苓15克
苡仁20克　藿香10克　佩兰10克　白蔻8克
半夏10克　干姜3克　菖蒲10克　厚朴花10克
3剂。

8月29日四诊：患者诉自首次诊疗至今已四十多天，头痛未发作过，前诊时因湿热而头昏重的症状在服药后亦恢复正常，头晕眼花也不明显，所以就没有继续治疗。近日来头晕发作，时有晕转感，喉中有痰，纳食差，二便正常；视其舌体胖，边有齿痕，舌苔厚，中显黄腻，脉濡缓。辨为痰湿眩晕。

半夏10克　橘皮10克　茯苓20克　白术10克
天麻10克　胆星8克　白蔻6克　薄荷8克
杭菊10克　黄芪15克　当归10克　川芎10克
丹参15克　甘草6克　生姜3片　红枣3枚
5剂。

【按】患者患发作性头痛30余年，久治不愈，可谓顽疾，经上述治疗后随访5个月未发作，我亦感到意外。审视该患者，虽临床并未见其他瘀阻之象，但据其脑血管细而屈，并排除了可引起如此头痛的高血压、鼻病，而且久病有瘀，故辨为瘀阻证。其具体病机为：因血管畸形，血流欠畅，血管盈满壅塞，拘急而疼痛；壅则不足以敷布而眩晕。初诊时，我考虑为顽疾，步步为营，首予疏风通络、益气活血以试探之，并将可能有的外邪祛除之。继之，我予重剂以活血通络，佐以益气通窍，二诊方乃仿补阳还五汤、通窍活血汤之意。三诊时，患者为时令之湿邪为患，故利并化之。四诊时，辨为痰湿眩晕之证，故用半夏白术天麻汤，因其血管问题将伴随终生，故仍加用归、芎、丹参以活血。

眩晕

例一 夏某，男，32 岁，岳西县天堂镇，2000 年 5 月 18 日初诊。

患者自觉头面烘热已 2 日，后伴昏昏状，昨日晚出现头晕转，现由家人扶其来诊。初见患者闭目靠人扶行，疑为目疾，询其非目病，乃目不可睁视，睁视则天旋地转，楼房翻倒，自己亦欲倒；两耳轰鸣如潮，形瘦面红，头面如火燎一般，头皮发痒，心中烦躁，小便正常，大便略干，口干；舌质红，苔薄，脉弦数。查体温、血压皆正常。辨为风火上扰而致眩晕，予泻火散风、上下分消而治之。

龙胆草 10 克 山栀 10 克 大黄 12 克 生地 15 克
杭菊 10 克 白蒺藜 15 克 薄荷 8 克 钩藤 15 克
生白芍 18 克 柴胡 8 克 甘草 6 克

2 剂。

首剂服后眩定，2 剂后火清，后又适证取养阴清火 3 剂而巩固之。

【按】风为百病之长，轻扬上浮，火性炎上，如素体阳盛或外感风邪，或情志不遂肝郁化火，致风火相扇上扰晴空，可出现风火实证之眩晕证。对此风火实证暴发眩晕者，我采用上下分消法，即一边泻火于下，一边散风热于上。治疗乃取泻青丸之方法，用龙胆草、山栀、甘草、大黄清火于内并导之于下，取杭菊花、白蒺藜、薄荷、柴胡散风热于上，生白芍育阴平肝，钩藤平肝风。

例二 胡某，男，71 岁，温泉镇退休职工，2002 年 3 月 5 日初诊。

患者在职时即患高血压病，至今 10 余年，经降压治疗后基本稳定在正常范围，现仍在维持治疗中。近 1 周来头面如火燎一般，头胀而晕，目如蒙，眵多，大便干结不爽，口干渴。诊见形体尚可，面红赤，舌质红，苔薄微黄，脉弦。测血压 160/96mmHg。此水不涵木，肝阳上亢之候。治予滋阴增液，平肝潜阳。

玄参 20 克　生地 15 克　麦冬 15 克　知母 10 克
枸杞 15 克　怀膝 10 克　生白芍 15 克　天麻 10 克
钩藤 15 克　杭菊 10 克　山栀 10 克　决明子 20 克
珍珠母 30 克（先煎）　　生石决明 20 克（先煎）
5 剂。

药服完后火平、晕定、便爽，测血压 150/90mmHg，遂停服中药，嘱其仍维持降压治疗。

【按】患者年迈肾衰，阴阳失衡，阴不足以制阳而致肝阳上亢，上冒颠顶则晕眩，内灼津伤则便结、口渴。故治当壮水以制阳光，佐以镇潜息风。所以选增液汤（玄参、生地、麦冬）增阴液以平衡阴阳，适其因阴液不足、阳热亢盛所致之便结、口干渴之候，并合天麻钩藤饮以平肝潜阳息风。

例三 汪某，女，35 岁，天堂镇，2001 年 4 月 14 日初诊。

患者因眩晕发作而卧床不能动，故代请往其家就诊。诉患眩晕病多年，每年发作数次。1 周前又发作，在县医院按梅尼埃综合征住院治疗 6 天。今出院才 2 天，仍在服用盐酸氟桂嗪、天麻丸等。今日眩晕又突然发作，且比以往都严重，目不能睁，睁眼即天旋地转，闭眼卧在床上如同坐车船上一般，头重如蒙，双耳如堵，作呕欲吐而吐不出，脘痞纳呆，食不知味，全身困倦，欲睡又无法入眠。诊见形体胖，舌体胖大有齿印，满舌白厚腻苔，脉缓而无力。诊为痰湿眩晕之重症，首以芳香化湿与燥湿并举，佐通阳开窍。

藿香 10 克	厚朴花 10 克	白蔻 8 克	苍术 10 克
白术 10 克	半夏 10 克	茯苓 20 克	泽泻 15 克
橘皮 10 克	天麻 15 克	川芎 8 克	桂枝 8 克
甘草 6 克	菖蒲 15 克		

2 剂，另麝香 0.1 克与汤药同时吞服。

患者后因带下病于 7 月份来诊 2 次，云以前从不服中药，上次眩晕后始吃中药，1 剂后耳聪气清，至现在眩晕未发才相信中药，故往治妇科病。

【按】西医的梅尼埃综合征又称为内耳眩晕病，是由于内耳膜迷路神经水肿所致。中医多认为是痰饮内停，上蒙清窍所致，有些病例的痰湿症状并不明显，但按此治疗却能获效。本例是一个典型的痰浊中阻的眩晕证，因其痰浊过甚，清窍蒙塞，清阳不升，不仅眩晕严重，脘痞呕恶，还致双耳失聪，闭塞如堵。所以治疗选用半夏白术天麻汤燥湿除痰、息风止眩，加泽泻加强利水湿的作用，再加藿香、白蔻、厚朴花化湿浊、和胃止呕，少佐川芎、桂枝温阳活血。因其双耳闭塞闷鸣不堪忍受，故嫌菖蒲开窍之力不足，并以麝香辟秽化浊、通阳开窍以取速效。

例四　汪某，男，31 岁，天堂镇，2002 年 6 月 25 日初诊。

患者去年春在上海打工时从高处跌下，当即昏迷，在一家医院诊为脑积液，治疗 7 天后方苏醒，醒后便觉头胀痛，晕眩，住院 2 个月后，该症状依然，后出院，令回家休养。现已在家中休息 1 年多，眩晕仍时轻时重，从未间断，近因又加重而诊。

诊见：视物昏蒙，头胀而晕，甚则头胀如欲炸裂状，全身困重，气短懒言，脘痞纳呆，口干但不欲饮，舌苔白腻，脉濡缓。据病史与症状判断，患者原为外伤性颅内积液，后未尽消失，复外感湿邪，合而为患。治以芳香化湿，佐以活血通络。

藿香 10 克	茯苓 20 克	半夏 10 克	厚朴 10 克
白蔻 8 克	苡仁 20 克	泽泻 10 克	猪苓 10 克
菖蒲 15 克	当归 10 克	川芎 10 克	丹参 15 克
地龙 8 克	杭菊花 10 克	桂枝 10 克	细辛 5 克

3 剂。

7 月 1 日二诊：3 剂药服完后，患者诉头身困重、昏蒙、脘痞已消失，人觉清爽，精神转佳，饮食有味，头晕时发，头胀减轻，已不像以前那样胀痛不可忍耐。察其舌苔变白薄而不腻，脉较前有力。此外感湿邪已解，当专治其内湿与血瘀。

半夏 10 克	白术 10 克	茯苓 15 克	橘皮 10 克
天麻 10 克	泽泻 10 克	地龙 8 克	炙甘草 8 克
当归 15 克	川芎 10 克	丹参 15 克	桂枝 10 克
细辛 5 克	菖蒲 10 克		

5 剂。

7 月 10 日三诊：诉头晕、头胀已消失，饮食正常，体力增加，但自己感觉变呆了不少，注意力不集中，对事物反应慢，整个头有麻木的感觉，舌苔薄白，脉缓。此当系脑络中还有水、血所阻，予通窍活血汤合五苓散加减。

川芎 10 克	赤芍 15 克	桃仁 10 克	红花 6 克
三七 6 克	丹参 15 克	白术 10 克	泽泻 15 克
茯苓 15 克	桂枝 10 克	葛根 20 克	细辛 4 克
薄荷 6 克	菖蒲 15 克	地龙 8 克	

老葱头 1 大个（打破后下）

4 剂。

7 月 15 日四诊：诸症悉除，人已恢复常态，要求根治，以免复发。予健脾益气，佐活血通络。

党参 15 克	白术 10 克	茯苓 15 克	炙甘草 8 克
山药 15 克	黄芪 15 克	当归 10 克	川芎 10 克
丹参 15 克	桂枝 6 克	半夏 10 克	橘皮 8 克
菖蒲 10 克	薄荷 5 克		

5 剂。

患者 2006 年 8 月带孩子到我处看病时，询问此疾，云已彻底治愈，从未发作过。

【按】该患者因外伤性脑积液后出现头胀、眩晕加剧发作而诊。初诊时因患者有全身困重、脘痞纳呆、舌苔白腻等外湿表现（一般局限性水肿不应出现这种症状），所以初诊判断为原有的外伤性脑积液未尽消失，复外感湿邪合而为患，所以先以芳香化湿和淡渗利湿之药祛除外湿，佐以活血通络以兼顾旧疾。二诊时外湿去，故以利水、活血通络之药攻其内水与瘀血。水易除，瘀血难化，所以三诊时头胀消失，而呆钝、注意力不集中等瘀血阻络现象显现，所以加重活血通络之品以化陈旧之瘀血，佐以通阳开窍，以期瘀血行、脑络通、思维智力恢复。

颅内损伤

彭某，男，48 岁，和平乡人，县医院住院病员，2012 年 3 月 26 日初诊。

患者坐轮椅由多人推来就诊，询其故，系正在县医院住院治疗，因已治疗多日不见改善而求用中药合治。对此，我谓应当尊重住院治疗的主治医生意见，其家属当即打电话给其主治医生，医生表示同意，为其诊。

基本情况：患者于6日前独自驾摩托车外出办事，在怀宁县境内不知道何原因跌倒昏迷，后经交通警察发现，查其证件联系到本人家属后，护送到本县医院救治。入院治疗3天后患者昏迷方醒，县医院诊断为重度脑震荡。自苏醒之日起又3天多时间，病情无任何改善，仍然是昏睡状态，偶尔睁目，看似清醒，问其话，只可缓慢而含糊地讲一两个字，继之又闭目昏睡，喂之即食。患者本为生意场上的精明人，车祸后呆钝若此，家人忧之，有人提出可并用中医药诊治，或许效果更好，故而求诊。

诊见：身躯魁梧，全身无创伤，表情呆滞，目闭，面色不华，双腿肤色红褐，皮肤紧绷（家人谓全身皆微肿），舌胖，苔白水滑，脉迟缓（54次/分）。问其症，家人代答为头痛。据症分析，此为剧烈震扑，脑络受伤，瘀血（水）内阻，元神失聪。治予活血利水、通络醒神。

当归15克	川芎10克	桃仁10克	红花8克
赤芍15克	丹参15克	枳实10克	黄芪20克
茯苓20克	菖蒲15克	薄荷8克	制马钱子0.8克

三七粉6克（冲）

3剂。每日1剂，连煎3遍，混合3次药液后再分2~3次服。

3月29日二诊：患者仍坐轮椅就诊。家人代诉：服药后神智渐清醒，现已不嗜睡，问之答话成句，话语增多，浮肿已消，饮食尚可，曾说肚子胀，大便2天未排。询及本人，自诉全身无力，腹胀不舒，头已不胀痛，但觉晕。视其腿肿胀已消，皮肤松皱，上附白色鳞屑，肤色变淡，舌胖已不显，苔白薄，脉缓而无力。药已中病，家人很高兴，要求再用中药治疗，更方如下。

红参 8 克	白术 12 克	黄芪 15 克	茯苓 15 克
炙甘草 8 克	当归 10 克	川芎 10 克	丹参 15 克
枳实 12 克	厚朴 10 克	白蔻 8 克	山楂 20 克
菖蒲 15 克	薄荷 8 克		

3 剂。

4 月 1 日三诊：患者由其家人扶持步行来诊。因患者思维、语言有所恢复，只是语言缓慢，便直接询问病情。自诉头晕、乏力好转，腹已不胀，大便已通畅，现在的主要症状为颈部疼痛，失去记忆，以前的事一点也不记得，要求一定要为其恢复记忆。此乃瘀阻之故，治予益气活血、化浊醒脑。

人参 10 克	白术 10 克	黄芪 15 克	炙甘草 8 克
当归 10 克	川芎 10 克	丹参 15 克	茯神 15 克
半夏 10 克	胆星 10 克	橘络 8 克	枳实 10 克
菖蒲 20 克	薄荷 6 克	细辛 4 克	葛根 20 克

10 剂。

【按】患者脑络受伤后失去思维、记忆，应考虑为瘀血、水肿阻滞所致，所以首取通窍活血汤活血通窍。因症见水肿，故加黄芪、茯苓利水；因无麝香，故加菖蒲、薄荷代之。方中马钱子散结通络，现代药理学认为马钱子有兴奋脊髓和提高大脑皮层的感觉中枢的作用，而髓通于脑，故加用马钱子。二诊时，患者病情已有转机，据其证候，予益气活血佐行气消导。后续在益气活血的基础上加涤痰汤以化浊（痰）醒脑，加细辛通络，加葛根舒筋以治颈项痛，并升发清阳，以期正气足、瘀血行、痰浊化、脑络通、思维渐清而康复。

对疾病的治疗要有"整体观念"，不仅要为其划分层次、设立方案，对其预后也要计划出令自己和病家都比较理想的结果。纵然有患者放弃治疗，或治疗达不到期望值，但为医者也因已尽心尽力，未忘病家以命相托之信赖和责任而无愧。

中风

例一　吕某，男，59 岁，头陀虎形村，1984 年 4 月 25 日初诊。

患者 1 日前在田间劳动时突然倒地，呼之不应，抬回家后经赤脚医生用药物及针灸治疗，现已 19 个小时仍昏迷不醒而求往家诊视。诊见鼾睡状，牙关紧闭，目合面赤，呼吸气粗，痰鸣如拽锯声，头面及全身热，颈项强直，口噤舌不能察，脉弦劲，血压 184/112mmHg。诊为中风，证属阳闭。当即以携带之醒脑静（即安宫牛黄注射液）2 支静脉注射后，患者轻咳一声，后鼾声变小，再取中药 1 剂令在家中服后再议。

羚羊角 5 克　生石决明 20 克　钩藤 15 克　生白芍 15 克
杭菊 10 克　　郁金 10 克　　菖蒲 10 克　　山栀 10 克
川贝 8 克　　天竺黄 8 克　　生大黄 15 克（后下）
安宫牛黄片 4 片顿服。

患者 1 日后神智渐清，第 2 日抬往医院诊治。现语言不清，舌卷，吞咽不利，右侧上下肢不能自主活动，要求住院治疗。住院后按中风后遗症治疗 1 周，恢复了语言和吞咽功能，出院后又继续治疗偏瘫，1 月后可拄杖缓行，生活自理。

【按】中风阳闭证不必见腑实证即可在辛凉开窍的同时给予泻下，往往泻下的同时而闭开，故越早越好。

例二　陈某，男，63 岁，响肠镇无愁村，2002 年 4 月 12 日初诊。

患者 3 个月前患中风，在家治疗 2 个月后仍行动不便，双目不明，今去县医院检查，经 CT 扫描显示枕部内有 4.5cm×3cm 出血灶，家人将其送往我处诊治。

诊见：口眼歪斜，语言缓慢不甚清晰，扶持下可勉强站立。自谓双腿麻木而僵，挪步艰难，双目不明，我位于其对侧桌角处，却言只见我一模糊人头，五官不清。视其目睛外观无异常，舌无法伸出齿外，苔白，脉缓而无力。诊为中风后遗症，系风痰与瘀血阻络。治以祛风通络，活血化瘀。

秦艽 10 克　　防风 10 克　　地龙 10 克　　白芷 10 克
细辛 5 克　　　川芎 10 克　　当归 15 克　　赤芍 15 克
钩藤 15 克　　白附子 6 克　　蜈蚣 2 条　　僵蚕 10 克
川膝 10 克　　水蛭粉 4 克（分冲）

5 剂。

4 月 18 日二诊：其子代述：患者整体情况有好转，语言较前灵活清楚，面部歪斜已不显，双腿可自主活动，求继续治疗。考虑患者年老体虚及体内的有形瘀阻，予益气活血化瘀。

党参 15 克　　黄芪 15 克　　当归 10 克　　川芎 10 克
桃仁 10 克　　红花 8 克　　　牛膝 10 克　　水蛭粉 4 克（冲）
桂枝 10 克　　地龙 10 克　　白芷 10 克　　细辛 5 克
杭菊 10 克　　炙甘草 8 克

5 剂。

4 月 28 日三诊：其子代述：目视物已清楚，语言基本正常，双腿已可行走，但无力。

党参 15 克　　黄芪 15 克　　熟地 20 克　　白芍 15 克
当归 10 克　　川芎 10 克　　牛膝 10 克　　巴戟天 10 克
细辛 4 克　　　白芷 10 克　　丹参 10 克　　红花 6 克
鸡血藤 20 克　炮山甲 6 克（研冲）　　水蛭粉 4 克（冲）

7 剂。

10 余日后其子又来更方，云其父生活可完全自理，希望能够恢复到以前健时的状态。我谓很难，劝其不必再花钱治疗了，加强锻炼即可，其子从之。

【按】本例首诊时口眼歪斜、舌卷，系风痰阻络，故以大秦艽汤合牵正散加减治之。因患者行动不便，曾嘱其以后可不必自来，家人讲清楚就可，所以二诊时我凭代诉估计风邪已不甚，故减祛风药加益气活血之品。三诊时通过补气血、益肾强筋以修复体质，并重用活血通络药，试图化脑中之血块，尽可能使患者得到最好的恢复。四诊时我劝患者加强锻炼，不必再花钱治疗了，乃因明知不可求，就不会让病家再花钱了，这也是我一贯的作风。既使在凭处方金额决定医生收入的管理模式下和物欲横流的时代里，我同样对患者怀怜悯之心而处方药，如可用党参就不用人参，有参须就不用原支参，研粉冲服可比煎服省一半药量而功效大致相同，在愈病的前提下尽可能为病家省一分钱。虽然如今人们的钱多了，但我仍恪守着《大医精诚》中"不得以彼富贵处以珍贵之药"的"忠恕"之道。

哮喘

朱某，女，56 岁，退休职工，2000 年 8 月 2 日初诊。

患哮喘病已 5 年，不慎即发作。1 个月前又发作，经中成药与西医治疗未歇，其症如故。现症为咳频气急，自觉痰多但咳之不出，喉中哮鸣，胸闷如窒，不能平卧，脘痞纳呆，脉浮，舌苔白。辨证为内有宿痰复感外邪，以致肺气失宣，痰壅气阻。首治以宣肺化痰。

炙麻黄 8 克	杏仁 10 克	橘红 8 克	半夏 10 克
桔梗 10 克	瓜蒌皮 15 克	贝母 8 克	黄芩 10 克
甘草 6 克	生姜 5 克		

2 剂。

8 月 5 日二诊：气急、哮喘平息，咳嗽大减，咯痰已爽，痰多而稠，仍觉胸闷，治予清肺化痰。

炙麻黄 6 克	杏仁 10 克	桑皮 10 克	橘皮 8 克
瓜蒌皮 15 克	贝母 8 克	黄芩 10 克	银花 15 克

枇杷叶 10 克 半夏 10 克　苏子 15 克　桔梗 10 克
甘草 6 克

3 剂。

【按】治咳、哮，当见痰气壅肺之证，宣肺为首要。麻黄为宣肺，治哮、咳（特别是痉挛性咳嗽）第一要药，发汗只是其功效之一。炙麻黄发汗之力大减，而宣肺止咳之功犹存，我临床时无论风寒、风热或炎热天气，只要见证为肺气失宣者都酌量伍用，收效快捷，未见其弊。

西医的炎症是指各种病原因子对机体损害而诱发的局部组织反应，包括组织变性、渗出、水肿或增生这些病理过程。引起炎症的原因有免疫反应、物理性因子、化学性因子和生物因子，细菌只是众多病因之一。可现时一讲起炎症，医生就以大量抗生素灌注，非细菌所致者自然无效，细菌所致者又可因耐药而乏效，直至无药可用。该患者 1 月来服用抗生素无数，首次就诊就是因用两种广谱抗生素输注了 5 天无果而转诊，如此可见一斑。

支气管炎可因过敏而致，亦可因烟尘刺激而诱发，非一定为细菌所致。了解一点炎症的基本知识，就不会一见"炎"就认为是"重火"而一味给予清热解毒。

肺痨

储某，女，38 岁，岳西县人，2003 年 1 月 8 日初诊。

因患者就诊时言其发热、咳嗽、盗汗，又见其消瘦，疑为肺痨，令其先往县医院检查以确诊。患者云：3 年前在县中医院按肺结核住院治疗过，但实在不能耐受其药，服服停停，后来一病重就用中医治疗，现在经当地治疗已无效，故求治。

诊见：每日下午至晚上发热，夜间出汗，咳嗽，呼吸窘迫，心悸气短，胃脘部有胀痛感，颈项疼痛，手、足疼痛。诊见面部黄瘦，语不连续，双手关节伸屈僵硬，左踝关节肿胀、压痛，不能行走，舌红少苔，脉细数（118 次/分）。据症诊为肺痨伴痹证、胃痛，证属气阴亏耗。本案多证掺杂，若一方通治，互有矛盾，故决定先治脏腑病，予益气养阴、化痰止咳，佐以和胃。

生地15克	青蒿10克	地骨皮10克	麦冬15克
人参须10克	黄芪15克	百部15克	瓜蒌皮15克
杏仁10克	贝母8克	紫菀10克	桔梗10克
海蛸10克	陈皮8克	砂仁5克	葛根15克

5 剂。

嘱再诊之前，先做次胸片检查。

1 月 14 日再诊：患者诉 3 剂药服完后，热已退，夜汗减少，现咳嗽、气喘、气短、胃痛均大为好转，饮食、精神均转佳，颈部疼痛较前已减轻，唯手足之痹证依旧。上午在县医院拍摄胸片的报告为：陈旧性肺结核，肺网状纤维化，支气管扩张，肺气肿，中度胃下垂，类风湿关节炎心脏受累。心电图提示心率88 次/分。于是建议患者持诊断证明往县疾病控制中心免费领取抗痨药，坚持服用，疗程中不要间断。现以中药调治其他证候。中药仍予益气养阴，佐降气化痰和胃。

人参须10克	白术10克	茯苓10克	黄芪15克
麦冬15克	五味8克	炙甘草8克	瓜蒌皮15克
百部15克	杏仁10克	厚朴10克	苏子15克
半夏10克	陈皮10克	神曲10克	

5 剂。

患者另以西药治痹，同时坚持服用抗痨药，一旦发现副作用或其他疾患即延我调治，经多次治疗后恢复家务劳动。

【按】肺痨病的治疗，我前面《在异中探同、在同中求合——浅谈中西医结合的思路和方法》一文中指出，中西医对该病的病因、病机（病理）认识一致，在治疗原则上，中医兼顾全局，具有优势，但在杀痨虫（结核菌）方面不及西药，故治疗应各取所长，分而治之，合而用之。该例即按此而为之，以不误除其病因也。

我治痹之所以未用中药，是因为蠲痹之药多为辛燥通络之品，患者气阴本伤，再用辛燥，无异火上浇油；肺痨、支气管扩张症者本就可能导致咯血，再行通络，可引起或加重咳血。故而首诊时理气和胃之药也不敢多用，仅用一味平和之品葛根以舒其颈项。直到二诊时，虚热退，气阴有所足时，才在重剂养阴之下用半夏、厚朴以降气化痰。

我在临床凡遇到数病数证兼杂者，经辨证，若要选的方药大方向一致，则自行组方，使法专、药简而又多证兼顾。若在兼顾治疗用药上有所矛盾，则视病之新久与轻重，择其要者而先治之，绝不见症便一方将其堆砌。有时你想面面俱到，而药物的相互作用可能反使疾病此消彼长或治疗一无所获。

肺癌

例一 胡某，男，69岁，头陀镇人，2001年5月12日初诊。

患者诉开始时咳嗽，后逐渐发展至呼吸困难，其子送往我处诊治。诊见全身轻度水肿，双足为甚，咳声不扬，无痰，胸闷气短，呼吸困难，不发热，心率116次/分。患者为我的小姐夫，知其素不吸烟，亦无气管炎及心脏病病史，令往县医院摄胸片以确诊。胸片显示肺部几乎成平板一块，不仅心影不显，连胸、肋骨影亦隐约模糊。其侄媳在县医院工作，请数名医生会诊，均疑为肺癌，建议做CT确诊。后经CT检查为晚期肺癌，并伴心脏受累扩大，已没有治疗的希望，估计最多不超过2个月的生存期。其子携胸片及CT片往我处含泪相告，我叫其不要告诉患者病情，也不可不服药使患者怀疑、失望，现我用中药治之，不死药不离口，以慰其心。根据患者现在之咳喘、胸闷气短、呼吸困难，伴轻度水肿，类似痰饮证，先予温化痰饮，佐以扶正散结治之。

茯苓 20 克　　白术 12 克　　桂枝 10 克　　炙甘草 8 克
人参须 10 克　黄芪 15 克　　丹参 15 克　　莪术 10 克
浙贝 12 克　　瓜蒌皮 15 克　薤白 12 克　　橘皮 10 克
穿山甲 8 克（研冲）　　　半枝莲 15 克
白花蛇舌草 20 克

5 剂。

患者次日回家服药，约 1 周时其子打电话说水肿已消，呼吸及精神有所好转，嘱再带药。于是我将上次的药方略作改动，再配了 3 剂托人带回。如此凭电话沟通病情进行更方配药，每次 3 剂，大概有四五次，后来其子说病已经好了，至秋天又从事体力劳动。2002 年正月我自行前往其家，见其同从前一样劳动。其侄媳妇后来同以前的医生们议论此事，大家都觉得不可理解，我自己也感到意外。在我全家一再地邀请下，患者于 2005 年春来到我家，我带其到中医院做胸透，亲眼视其胸廓显影清晰，放射科医生说除心脏略增大外其他正常。

翻查给患者开的处方，发现后来几次所用的方药基本同首诊，只是肿消后去了苓、桂，其中人参须（或党参）、黄芪、丹参、穿山甲、半枝莲、白花蛇舌草则是每方必用，其余随症状加减，最多不超过 13 味。

2006 年春，患者因咽部肿胀，经县医院五官科诊为癌肿，往合肥行放射线治疗后不久腮部又肿胀，直至语言不利、吞咽困难，治之无效，于 2006 年 10 月逝世。

【按】记得曾有位医家说过，"与其束手受毙，不如含药而亡"。此例便是一个最好的例证。该患者如不治疗，据县医

医案选编

院医生判断，2001年7月必死。即便不是死症，患者也可因不去治疗，忧郁而亡。为了慰藉患者，我以药物因证施之，未料竟然治愈，并健康地多活了5年。该患者后来病愈确难理解，只能说明要么本病不是癌症，要么癌症并非不可治愈。人体和疾病不为人们所了解的东西还很多！

例二　汪某，男，81岁，温泉桃岭人，2005年5月初诊。

患者咳嗽、咯血半年多，先是痰中带血，后则满口鲜血，每次咯血须往县医院注射止血剂方止，注射1次也只能保持几天，复又如故。近日又咯血，其子陪同往我处就诊。诊见面色㿠白消瘦，诉青壮年时做过油漆工，故疑为肺癌，与其子私下议论，告知原来已诊为该病。现症为胸中时感窒闷，窒则欲咳，轻咳则咳出团状血块或鲜血，心慌气短，口干渴，大便干，纳差，舌质红，脉细稍数。辨为血证兼气阴虚，予益气养阴、凉血止血。

黄芪15克　百合15克　玄参20克　生地15克
麦冬15克　五味子8克　甘草6克　白及15克
藕节15克　瓜蒌皮15克　百部15克　贝母6克
海浮石15克　阿胶15克（烊入）　　　鲜侧柏叶20克
5剂。

后来患者又因大咯血来诊2次，均以上方略增减取3~5剂服用。患者见每次皆用阿胶，便自购阿胶一盒炖服，出现血不能止。后又来诊，谓服我之中药1剂可使血止，3~5剂可管20余天不出血，为何不将其根治。我以年龄太大而搪塞之。直到2006年8月失访。

后来又一独居72岁老汉亦诊为肺癌并突发咯血如涌，其侄女婿延我诊治，以类同上法与方药3剂血止。

诊余絮语

胸痹

周某，女，30岁，2004年3月22日初诊。

患者3个月前因胸闷、胸痛、心跳快往县医院就诊，因诊断不明转往安医附属医院，诊为"B型预激综合征"。给予中药治疗1个月，胸闷时好时差，胸部疼痛仍一直不曾好转。

诊见：胸骨处疼痛，胸中憋闷，太息方舒，过量活动则心悸，全身乏力，头晕目眩，饮食尚可。诊其脉细软无力，约80次/分，节律不匀，舌色淡暗，苔薄。据症诊为胸痹，乃气虚血瘀之证，治以益气温阳活血。

人参10克	黄芪15克	白术10克	炙甘草10克
当归10克	川芎10克	丹参15克	红花8克
桂枝10克	附片6克	薤白10克	郁金10克
枳实10克	佛手10克	三七粉5克（冲）	

7剂。

4月2日二诊：患者诉服完4剂药后胸痛、胸闷已好转。服完7剂药后胸痛已消失，头晕目眩、乏力症状也不明显，唯行动太快或生气时，心中仍有所闷感或悸动感。诊见患者舌色红润，脉有力，心率78次/分，节律整齐。予前方减活血药，加入安神定悸之品。

人参10克	黄芪15克	白术10克	炙甘草8克
当归10克	川芎8克	丹参15克	郁金10克
薤白10克	附片5克	朱茯神15克	枣仁15克
枳实8克	磁石30克（先煎）		

7剂。

以后未见患者来诊，至2005年冬患者带孩子来看病时云服药后没有大发过，纵使发病也只是一小阵的胸闷、心慌，稍息便止。

怔忡

程某，男，61岁，2006年10月3日。

患者自30岁起即患阵发性心中悸动，一般在劳累或情绪波动时发作，后则逐渐频繁。近1年来已不劳动，情绪也正常，仍1月发作多次，近日又发作。现胸中时悸动不安，心慌，胸闷气短，全身有颤动感，面色萎黄，唇舌红暗，脉数疾而不能数。听诊：心率212次/分，节律整齐。诊为室上性心动过速。中医辨为心气不足之怔忡，治予益气安神定悸。

党参15克	黄芪15克	白术10克	炙甘草8克
朱茯神15克	朱麦冬15克	生地20克	枣仁15克
丹参15克	当归10克	五味子8克	薤白10克
龙齿15克	磁石30克		

3剂。

上药服第2剂时诉心悸已平，后又多次发作往诊。谓药后已使心悸发作间期延长、时间缩短，还增加了体能。

【按】室上性阵发性心动过速可发生于无器质性心脏疾患的健康常人，其原因未明，频发者也没有特效预防药。根据心律失常的生理、病理推测，用益气活血类药总体上可改善心脏功能，或可调节其自律与传导；用养阴、重镇安神药可平抑其兴奋性，即"急者缓之""惊者平之"之意。

失眠

郭某，男，34岁，合肥包河苑，2011年10月20日初诊。

患者3个月来夜不能寐，有时彻夜无睡意。询其是否有思虑过度及其他症状，以及曾经的治疗情况时，患者诉家境良好，事业顺利，能吃能喝，二便正常，体质与精神自觉无任何不适，仅表现为失眠，曾诊治服药和自购安神补脑液多盒，但没有效果。视其体形稍瘦，面色不华，舌体胖，舌苔白而湿润，脉沉而缓，心率仅60次/分。据其舌脉，患者应为阳气虚弱之证，然因外无阳虚之表现，所以考虑是否有胸阳不足的表现，于是问其有无胸闷情况，乃言其夜间卧床之后便觉胸闷不适，辗转反侧，继而不能入眠。于是据其舌象、脉象同这一表现，先以温通胸阳，佐安心神治之。

瓜蒌皮18克　薤白12克　　桂枝10克　　丹参15克
川芎8克　　　郁金10克　　枳实10克　　党参10克
枣仁15克　　　朱茯神15克　远志10克　　炙甘草8克
7剂。

11月1日二诊：用药后患者诉入寝后胸已不闷，上床便安卧，睡眠香，要求再服药巩固之。

人参须10克　白术10克　　茯神15克　　黄芪15克
远志10克　　枣仁15克　　五味子10克　丹参15克
桂枝10克　　薤白10克　　橘皮8克　　　炙甘草8克
5剂。

【按】人的正常睡眠与阴阳之气自然而有规律的转化相关，当阳气由动转静时即为入睡状态，反之即为清醒状态，所以失眠以阴分不足、阳气相对亢奋者居多。该例则是一个特殊现象，患者全身无其他症状，而脉象、舌象又显示阳虚之证，并凭此又问出夜间卧床后出现胸阳不运之胸闷症。这种卧床后胸闷的发生也印证了日夜的阴阳变化，因为日间阳气盛，加之人体又处于活动状态下，所以病情不重而不显；入夜卧床，阳气渐渐蛰伏，所以阳气不运的症状便显现出来。由此，我决定分层治疗，先予温运胸阳为主，待此症除后再养心安神，未料一药而愈。对此，我想应是用药后胸阳得运，心得血养，恢复了常态下的"阴平阳秘"之故。

癫狂

例一　谢某，女，47岁，头陀镇，2000年5月4日初诊。

6年前患者因长子自杀后精神失常，在家用中药治疗后，狂躁消失，虽有时显得呆滞和性格怪异，但大多时间理智尚存，听从劝导，能自持家务。去年，次子又亡，旧症复发，毁物骂人。现症见性格暴躁，无端吵骂，摔物，或整夜不睡，或独坐发呆，自语，流泪，不食。诊见面容瘦黑，双目少神，表情呆滞，舌质红，苔黄薄，脉细弦。试问患者何处不适，以手示胸中有一物塞住不通。本证乃郁久化火，痰火扰乱心神。治以舒郁清火，镇心安神。

生白芍18克　柴胡10克　　郁金15克　　枳实10克

黄连8克　　　山栀10克　　丹皮10克　　玄参25克

竺黄10克　　　杭菊花10克　钩藤18克　　朱麦冬20克

青礞石30克（先煎）　　　　生铁落50克（自备，先煎）

10剂。

半月后托邻居顺便更方，云已恢复1年前的状态，令其购买逍遥丸、朱砂安神丸服之。

例二　王某，女，26岁，2000年7月11日初诊。

患者5年前在大学读书时患狂躁型精神分裂症，住院近1年，狂躁症状控制后出院，现休学在家，并一直服用氯氮平维持。今年春天以来，在维持治疗的基础上，患者又出现性格特别偏执，不听吩咐，答非所问，或翻箱倒柜，做一些不可理解、没有任何意义的事，还总说全身发烧，每日取冷水泡手足，以致父母不得不轮流请假照应。此次带其来诊，见患者全身白胖，面色无华，表情呆滞，常吐清痰，舌体胖大，舌淡苔白，脉缓无力。据体形、症状诊为痰气郁结之癫证，治予涤痰开窍，佐以清火宁心。

姜半夏 10 克　橘络 8 克　　朱茯神 15 克　胆南星 10 克

川贝母 8 克　郁金 15 克　　菖蒲 10 克　　枳实 10 克

党参 15 克　白术 10 克　　炙甘草 8 克　远志 10 克

黄连 6 克　白蔻 6 克　　生姜 3 克

鲜竹沥每早晚 30 毫升与汤药同服，共 5 剂。

7 日后其父告知现已安宁，恢复同前。

【按】以上两病例，起病时都癫狂并作，西医皆诊断为精神分裂症。在我的诊疗中，两病证候各异，治疗也大不相同。前者郁火重伴有阴虚证，所以取白芍、柴胡、郁金、枳实、黄连、山栀、丹皮舒郁清火，玄参、麦冬养阴清热，竺黄化痰热，菊花、钩藤息风，青礞石、铁落重镇安神；后者则显痰浊重，所以选涤痰汤加味以涤痰化浊为主。前者就诊时是因为患者每次大发作即用中药治疗，待差不多时即停止治疗，所以再次发作时就以原态出现。后者则以抗精神病药物长期维持治疗，可能在精神被抑制的同时导致全身功能低下而致水湿内停。证不同，治则异，此即中医学的精髓。

该病的诊疗，中医现在几乎完全退让了，但若有找我诊疗者我则尽力疗之。一是因为中医对该病有论有治疗方法和方药，保留了中医治疗的病谱；再则西医治疗也未见得有多少优越之处，纵长期维持也有不少人复发，有的虽然狂躁症状被控制住了，但也成了一个木讷呆滞之人，亦非医、患之所理想。

郁证

张某，男，40 岁，公司职员，2012 年 4 月 29 日初诊。

基本情况（诊前知情人所述）：患者系公司外派工作人员，在国外担任管理工作 6 年有余，妻子一再要求回国，并以离婚相要挟。由于无法调和工作和家庭的矛盾，逐渐导致患者精神压力过大，长期失眠，入睡则噩梦，后来因1周未睡，导致精神萎靡，神志恍惚不能正常工作而被公司调回国调养。自诉失眠、噩梦已2年余，曾连续8天8夜未眠。2个月前回国经安徽医科大学第一附属医院诊断为焦虑症，现服药治疗已2月余（两种唑仑类药物分时交叉服用）。这些药物副作用大，变证多，服药后可以睡眠，但噩梦连连，双手颤抖，不服则难以入睡，头晕蒙而胀，耳中轰鸣或如蝉叫，饮食尚可，原患有溃疡性结肠炎，大便次数多并有后重感。问诊时感觉到患者注意力不集中，思维凌乱。视其舌质红瘦，舌面有少许白色黏稠物质附着，六脉缓而无力。据症辨为郁久化火生痰，心神受扰，痰热上蒙证。治疗先予清热化痰、镇心安神。

法半夏10克	橘络8克	茯神15克	白术15克
甘草6克	泽泻15克	竹茹15克	枳实10克
胆南星10克	黄连8克	枣仁15克	琥珀8克
朱麦冬20克	夜交藤20克	天麻15克	磁石40克(先煎)
生姜3片	红枣3枚		

7剂。

嘱同时停服西药，服完后视病情再更方。另嘱其保持心情舒畅，病情好转后可做点少用脑的工作，不必要全休（意在让患者显示自己的价值，减少对疾病的担心）。

因我后来回老家，未与该患者联系。患者电话联系我女儿，告之服药3日后晚9点坐沙发上看电视时觉得睡意很浓，一觉睡至早晨6点，睡眠深沉，无梦，早晨起来觉得浑身很轻松，而且耳鸣减轻，手部震颤消失。7剂药服完后，患者自己感觉已康复便没再服药。

【按】该患者因情志不遂而致病，西医诊为焦虑症，中医诊为郁证。然据症而选的方药无疏肝解郁之品却近于治癫之法，此乃时过证变或是经西医治疗后的症状转变使然。中医强调的是"证"的准确而不甚计较病名,如本例命名为不寐,其治法也不违。辨本例有火,以红瘦舌为据;痰系综合推断分析而来;脉、症皆不显。故上方取黄连温胆汤清泻痰热,佐以息风镇心安神之品。本方中含有导痰汤、半夏白术天麻汤、磁朱丸等数方的成分与功效,各有其主又合而为用。

该类疾病一般无一定规律可循,当经过中、西药治疗后,即便病情不进不退,临床表现多少都会有些变化,或症状改变,或征象消失,特别是西药的某些副作用在患者身上的表现又有可能转移医生的视线。上述这些,为医者临床诊疗时都应该考虑到。

颤证

例一 孟某,男,26岁,2011年5月21日初诊。

基本情况(其父代诉):患者在一工厂工作,1年前因赌博输钱,跟家里借钱时被家人斥责,后来便整日在家,时而烦躁毁物,口出狂言,时而默默独坐,日间不食,夜间不睡。家人见其精神不正常,便往合肥市第四人民医院(精神病医院)就诊。诊为"多虑症",安排住院治疗。治疗1个月后家人见病情毫无改善便要求出院,院方则要求继续住院以完成疗程,直至50天时方出院。回家后患者仍常默默发呆,或不食,夜间不卧,并出现全身颤抖,人变呆钝了,惧怕生人,不敢出门。家人到处寻医购药治疗,现又1月余仍不见改善,经友人介绍由其父、妹妹陪同送我处诊治。

诊见:形瘦肤白,表情呆滞淡漠,因全身颤抖导致行走步态缓慢而不稳,语言缓慢断续不成句。自诉胸中有物堵塞憋闷不舒,饮食乏味,故而不思饮食,头重昏蒙,日间困倦,晚间又无睡意,睡眠多梦,有时被恶梦惊醒。视其舌体淡胖,舌苔白腻,脉濡缓。

根据病史及症状分析，患者原为所愿不遂，肝气郁结，继而痰浊内生，阻蔽神明，使神志失常。虽经过住院治疗，也只是使疾病改变了表现形式，如烦躁变成震颤、木讷、惧怕生人，其病仍未治愈。据此治予疏肝解郁，化痰息风。

半夏 10 克　　橘皮 10 克　　朱茯神 18 克　竹茹 15 克
枳实 12 克　　胆南星 10 克　白蔻 8 克　　　白芍 18 克
郁金 10 克　　菖蒲 15 克　　天麻 15 克　　钩藤 20 克
磁石 30 克　　甘草 6 克　　　红枣 3 枚　　　琥珀 8 克(冲)
生姜 3 片

5 剂。

5 月 26 日二诊：就诊时见其步态较前稳健。其父告知病情大有好转，食欲增加，已能入睡，有时还睡得深沉。患者自诉胸闷时发作，头部觉得轻松，言语间面部也露出笑容，语言虽还断续，但已成句，舌苔较前薄，脉同前。更方如下：

半夏 10 克　　橘络 8 克　　朱茯神 15 克　枳实 10 克
胆星 10 克　　百合 15 克　　白术 10 克　　琥珀 8 克(研冲)
党参 15 克　　天麻 15 克　　钩藤 15 克　　炙甘草 8 克
红枣 3 枚　　　生姜 3 片　　龙骨 20 克　　磁石 40 克(先煎)
天竺黄 8 克（研冲）

5 剂。

5 月 31 日三诊：患者自诉胸中已经不憋闷，颤抖仅在紧张时出现，有时因思虑太多而不能入睡。现感觉全身无力，视其舌苔白薄，脉无力。与患者交谈，激动时语音发颤，双手颤抖，谈笑时则一切正常，而且思维和语言合乎情理。更方如下：

党参 15 克　　白术 10 克　　黄芪 15 克　　百合 20 克
朱茯神 15 克　远志 10 克　　五味子 10 克　柏子仁 15 克
菖蒲 15 克　　钩藤 15 克　　炙甘草 10 克　小麦 20 克
夜交藤 15 克　红枣 5 枚　　　磁石 40 克（先煎）

7剂。

根据患者所虑，反复以言语开导之，并建议患者边工作边治疗，消除其忧虑，使患者得到心理上的治疗。

6月17日四诊：患者病情逐渐好转，现除双手平悬时有微微颤抖外，说话时及全身不再颤抖，饮食、睡眠均正常。诉已于6月8日回原单位上班，心情舒畅，现已停药1周，一切正常，要求用药巩固之。视其形瘦，舌红苔薄，脉细数，治予养阴息风、安神定志。

熟地15克　朱麦冬15克　石斛10克　　五味子10克
玄参15克　　菖蒲15克　　远志10克　　茯神15克
炙甘草10克　淮小麦20克　红枣5枚　　　生牡蛎20克
百合20克　　钩藤15克　　龟胶12克（烊入）

10剂。

【按】本例之颤震系精神性疾病之一的多虑症在治疗中所继发的症状。无论是原发病发展所致还是药源性震颤，只要原发病仍在，就以治疗原发病为主。患者首诊见有气结痰蒙、失眠之候，故以涤痰汤合磁珠丸加郁金、白芍、白蔻、天麻、钩藤以疏肝解郁、化痰息风、镇心安神。二诊时气结证候减轻，故去郁金、白芍、白蔻，橘皮易橘络，加入党参、白术、百合益气清心。三诊时患者理智恢复，痰浊证不显而出现气虚乏力，故减半夏、胆星，加黄芪和甘麦大枣汤以益气养心安神。最后以养阴息风、宁心安神以资巩固。

本例系精神性疾病所继发的震颤，在证候上与癫狂、郁证的某些证型相似，我认为也可称之为"精神性震颤"，故以颤证立案。

例二　常某，男，63岁，退休干部，2012年9月12日初诊。患者10年前出现震颤麻痹，在北京诊断为帕金森病。患者的震颤为间歇性发作，日夜多次，自觉每次震动自腹内开始逐渐上行到脘至胸至上下颌，呈痉挛状急速颤抖，时间长可达2小时，短则十几分钟。发作时面容苦楚，形象恐怖，人亦感到窒息欲绝。患者的麻痹表现以每日早晨居多，约持续半小时，需卧床弯腰、曲腿等活动后方可逐渐缓解，另外，还可见肢体僵硬、麻木，咀嚼和吞咽困难（一餐饭要吃2小时以上），以及长期胃肠道功能紊乱而致的腹胀、泄泻或便秘。患者持续使用长、短效左旋多巴及其辅助剂，以及消胀、止泻、通便剂等药物治疗，但病情反复，生活不能自理，故于昨日在其子护送下从北京来庐江汤池养生中心疗养，今日约我为其诊疗。

诊见：面色㿠白，表情淡漠，形体瘦，站立时头及上身前倾，颤抖不明显。询及病史、症状，患者语言简单，声音单调，问一句答一句，有时其子代答。现在主要的不适是腹胀不舒，大便如水状，日夜5~7次，已5天，饮食尚可。叩其腹部呈鼓音，舌质嫩红，苔白，呈雪片状散布，脉虚。

该病为顽症，且发病与治疗已达10年之久，故决定先调治胃肠道症状。据其胃肠胀气、时时泻下之症，辨为中阳失运以致气滞、泄泻，治予温中行气。

苍术10克　　橘皮10克　　厚朴10克　　砂仁8克

肉桂6克　　　黄连6克　　　干姜5克　　　藿香10克

木香8克　　　菜菔子15克

2剂。

9月14日二诊：患者诉服药后腹部有搅动感，肠鸣，大便时有气排出，但仍为带泡沫的黄水状，日夜五六次，腹胀如鼓。询及日食粮食500克余，还有肉与果蔬，但服务人员未在大便中见到粪块及残渣。即嘱护理者继续增加患者对青菜、韭菜类等粗纤维食物的摄入，大便后一定要查看有无食物残渣和粪块。继续予以温中行气之品。

白术 10 克　　苍术 10 克　　厚朴 8 克　　橘皮 10 克
木香 8 克　　干姜 6 克　　吴萸 8 克　　白蔻 8 克
山楂 20 克　　甘草 6 克　　茯苓 15 克

2 剂。

9 月 16 日三诊：患者精神时有好转，排气后腹胀短暂减轻，大便一日仍五六次，为黄色粪水伴泡沫，未见粪块及任何食物残渣。考虑患者近 5 日的表现，当为粪渣内结，水液旁流之候，亦即胃肠功能紊乱而致不完全梗阻之症，予轻缓之剂疏导之。

枳实 15 克　　青皮 10 克　　厚朴 8 克　　白蔻 6 克
木香 8 克　　火麻仁 20 克　番泻叶 5 克

1 剂。先煎前六味，以药水泡番泻叶予晚餐前顿服。

患者大约晚 6 时许服中药，9 时许前往看望，谓腹中搅动，有时疼痛，有便意，上厕所 2 次，但排不出大便。当即注入开塞露 1 支，亦未排出粪便，嘱少饮少食，间以腹部按摩以观其变。

9 月 17 日四诊：诉夜间如厕多次，皆呈虚坐，亦无水便排出。

9 月 20 日五诊：患者诉 9 月 18 日凌晨排出一夹带菜渣的粪团和稀便，时有腹痛，腹部仍胀满。行腹部透视显示肠腔扩张，横、降结肠处有密度不均的粪便显影。下午送至安徽医科大学第一附属医院查治，医生认为基本情况尚可，先行观察，于是又回疗养院。晚 8 时到家后即排出粪便，至 19 日晨一夜之间排便 5 次，每次均为夹菜的残渣粪团和稀便，量多。昨日腹胀已大减，疼痛消失。白天至夜间肠鸣频作，白天又多次排出粪便，现仍时有肠鸣、胃脘不舒、纳差，脉缓无力，舌苔同前。此番泻下量之多，持续时间之长，乃因患者 10 余日内饮食量达几十斤，可料因其不能消化吸收之食物残渣滞留肠中而然。昨夜无便，腹部胀痛消失，估计宿便排之将尽，体质更虚，予健脾益气、行气和胃之剂。

人参 8 克	白术 10 克	黄芪 15 克	炙甘草 8 克
砂仁 7 克	山楂 15 克	橘皮 10 克	枳壳 10 克
木香 8 克	菖蒲 15 克	建曲 15 克	生姜 3 片
红枣 3 枚			

3 剂。

9 月 27 日六诊：患者体质及精神较入院时大为好转，脘腹有微胀感，虽日上厕所 3~5 次，但排便仅一两次，且不再泄泻。自诉是因为病后反复便秘、泄泻而罹患的脱肛症再次发作而有后重感之故。患者饮食正常，舌苔白而微腻，脉小弦，血压波动在 100~106/76~80mmHg，其他情况稳定。故于上次处方中加升麻、柴胡、苍术，取 3 剂服之。

药后肛门重坠症状消失，大便每日一两次，形态正常。每日下午由护理人员陪伴散步或打乒乓球半小时左右，或泡温泉 20 分钟。其间或因口中甜腻，纳谷不馨，腹胀而要求服药 2 次外，其他病情稳定，大便正常。

10 月 27 日七诊：患者诉胃肠方面的症状恢复正常达 1 月之久且未反复，请我现在治疗其震颤和肢体麻痹症状。

现代医学认为，帕金森病之震颤、麻痹是由于人体神经传导物质多巴胺分泌不足，神经变性而导致互相不协调。按照这种病理，用中医学宏观理论去解释，应是病原性的神经（筋、经络）传导失常（传输无力或阻滞、麻痹、瘫痪），以致出现不连贯、不同步、张弛不一（开、关）的现象。若某一部位应有的兴奋度未达到便出现不同程度的麻痹症状；因其传输受阻，人体本能的代偿反应，即用力传输，或是兴奋度聚集到某一点，便出现震颤现象。这截然不同的两种症状应都是源于

"传输不畅"一因，其治疗应立足于增强体质及神经的兴奋度，再疏通经络，使输送力量增加或使之连贯通畅。根据这种思路遣方如下：

人参10克　黄芪20克　当归15克　川芎10克
牛膝15克　鸡血藤20克　白芷10克　麻黄6克
细辛5克　桂枝10克　枳实15克　炙甘草8克

3剂。

上方意在益气活血、温经通络。选用麻黄、白芷是取其具有兴奋神经的现代药理作用（本欲取马钱子，因从多方考虑而弃之）。正因为有这种作用，服药后可能会暂时加剧震颤，所以嘱咐护理人员密切观察服药后患者有无手足震颤现象。

上药服1天后，如所料双手出现轻微震颤。嘱1剂药煎2遍，混合后分2天服用，后来双手未再出现颤抖。患者症状得到改善，应患者要求予11月16日、11月24日两次更方，均为在上方的基础上或减麻黄、白芷而加重活血通络之品，或应症加理气和胃之药。至12月中旬，原每日必发作的数次震颤变为两三天发作1次，且震颤幅度减轻，发作时间也缩短一半；因天气寒冷、活动减少，晨僵情况依旧；便秘和腹泻症状未再发作。患者与12月28日由其妹和儿子接回京过年。

2013年6月患者打电话诉情况良好。

【按】颤证，亦称颤振、震颤，我以前也治疗过多例，其治法多为清化痰热或育阴息风。这是一例几经确诊又治疗10年的帕金森病，我之前没有治疗经验，试用"以动治动"，最终其震颤症状得以改善。可见，中医药辨证治疗该病还是有希望的，还有待于进一步探索。

黄疸

例一　陈某，男，72岁，1985年9月8日初诊。

患者初病时寒热往来，头身重痛，继之皮肤发黄。近1周来黄疸加深，恶闻油荤，不思饮食，腹胀呕吐，口中黏腻而苦，口干但不欲饮，小便黄赤，大便欠爽。诊见精神萎靡，形瘦，巩膜及全身皮肤黄染，晦而不鲜，舌质淡红，舌苔厚腻微黄，语不接续，腹胀，右肋下压痛，脉濡稍数。据症诊为黄疸之阳黄，湿重于热型。治以利湿化浊、清热退黄，用茵陈四苓汤加味。

绵茵陈20克　茯苓15克　　枳实15克　　白术10克
苍术10克　　泽泻10克　　半夏10克　　白蔻6克
藿香8克　　　厚朴10克　　橘皮8克　　　甘草6克
板蓝根15克

3剂，首剂加大黄10克。

9月11日二诊：近两日来大便日数次，为水状，不泻即胀，腹胀时叩诊呈鼓音，呕吐减轻，舌苔转为白滑。此为热去湿停，年迈体虚药又偏于苦寒之故，更方如下：

党参15克　　苍术10克　　白术10克　　茯苓15克
厚朴10克　　橘皮8克　　　枳实10克　　白蔻6克
神曲10克　　山楂15克　　茵陈15克　　板蓝根15克
甘草6克

2剂。

9月13日三诊：患者精神好转，呕吐已止，思食，每餐可食150克许，偏溏便，日一两次，小便清，皮肤黄染不显，巩膜仍黄，舌苔白薄。更方如下：

党参15克　　白术10克　　茯苓15克　　橘皮8克
砂仁5克　　　神曲15克　　山楂15克　　甘草6克
苡仁15克　　茵陈15克　　板蓝根15克
5剂。

后调治半月而愈。

【按】 该例湿重热轻又无燥结，我在治疗时加用大黄并致患者洞泻，这常常使人难以理解，或认为是误用。因为患者湿重且年迈体衰，故大黄只用 1 次，否则我必每日用之。我治肝病，无论甲型、乙型皆加大黄与他药同煎，不为泻下，便畅即可，意在利胆、泻毒、排酶。我认为，大黄为利胆退黄第一要药。

例二　宛某，男，30 岁，2003 年 1 月 9 日初诊。

半年前患者因身体不适往县医院查治，诊为乙型肝炎"大三阳"，谷丙转氨酶 216 单位。门诊取药回去治疗后，病情改善，在当地复查肝功能基本正常，未继续治疗。1 个月前患者因乏力加重伴纳呆、尿黄，又往县医院复查肝功能，医生见转氨酶 748 单位，建议住院治疗。住院至今已 12 天，不仅症状无改善，复查转氨酶 720 单位，于是要求出院延余治疗。诊见面色黄晦，巩膜黄染，舌红苔白，全身乏力，脘痞纳呆，脉弦。治予清热解毒，疏肝利胆。

绵茵陈 20 克　山栀 10 克　　虎杖 12 克　　板蓝根 20 克
黄芪 20 克　　白芍 15 克　　甘草 10 克　　郁金 10 克
枳实 10 克　　生山楂 15 克　当归 10 克　　枸杞 15 克
生大黄 10 克　五味子 10 克（研）

10 剂。

2004 年 4 月 28 日二诊：患者诉自去年服药 10 剂后，在当地医院检查转氨酶下降至 120 单位，继之又以原方服 7 剂后再查转氨酶为 52 单位，且全身状态良好，因患者家庭困难未再服药。近又不适，早晨在县医院复查转氨酶 1224 单位，全身乏力，纳差，求再治。视其黄疸轻微，舌苔白，更方如下：

绵茵陈 20 克　板蓝根 20 克　垂盆草 20 克　枳实 10 克
白芍 15 克　　党参 15 克　　黄芪 15 克　　当归 10 克

郁金 10 克　白蔻 6 克　麦芽 15 克　枸杞 15 克
生山楂 20 克　生大黄 10 克　北五味 10 克（研）

10 剂。

5 月 25 日患者复查转氨酶降至 224 单位，然后在后方的基础上略作改动，服 10 剂后转氨酶降至 50 余单位，临床症状亦消失。

【按】乙肝，古老的疾病，全新的话题。说它古老，是因为两千多年前的中医典籍《内经》中就有类似今天乙肝后期发展成肝硬化腹水的描述，亦即"鼓胀"的描述。说它话题全新，一是因为该病的致病因子——乙肝病毒，在 20 世纪 60 年代才被发现和逐步证实；二是中国有上亿人携带乙肝病毒或已发病；三是传播途径有了变化，以前认为本病系输血或创伤接触病毒所致，后则增加了母婴传播的途径；四是在该病的检测指标与预后上，书中都说"小三阳"属于病情减轻、稳定，然现实中却发现，发展至肝硬化者以"小三阳"居多。

对该病的治疗，我先是据症而辨证施治，再参考现代医学已知的生理、病理变化而选择相应的中药伍之。如五味子若用来滋肾敛肺、生津止汗，则取其果皮成分即可，所以多以原果整用；而具有降酶作用的是其种子中的五味子素等物质，种子外面有一层硬壳，所以用于降转氨酶时必须碾碎。

例三　刘某，男 46 岁，2012 年 4 月 9 日初诊。

患者查出乙肝"大三阳"十数年，后全家去上海打工，同时在医院治疗 1 年多，因无明显效果而作罢，之后定期检查肝功能。1 年前又查出血糖高，未服药治疗。近日回本县学习车辆驾驶，往县医院复查肝功能与血糖，结果均为异常，故持化验单求治。

诊见：患者皮肤褐黄而晦暗，巩膜及小便亦微黄，乏力，口干但饮水不甚，舌质正常，舌苔白而厚腻，脉缓。查谷丙转氨酶75单位，空腹血糖11.6mmol/L，胆红素在正常值范围内。根据患者检查所得及症状，诊为乙型肝炎、肝功能异常、2型糖尿病，证属肝胆湿热瘀阻。治予清利湿热，佐保肝降糖。

茵陈20克　　藿香10克　　白蔻8克　　枳实15克

郁金12克　　垂盆草15克　生山楂20克　生大黄10克

黄芪20克　　枸杞15克　　玄参20克　　五味子10克(研)

知母10克　　人参须10克　甘草8克

7剂。

4月21日二诊：复查谷丙转氨酶23单位，空腹血糖8.79mmol/L，口干好转，大便每日2次，溏而不泻，面色仍黄但较前鲜明，舌苔白厚，脉濡缓。予前方减垂盆草，加当归10克，丹参10克，山栀10克，10剂。

【按】该患者两病相兼亦当两病兼顾。所以在首次方药中选择既具有治肝护肝，又具有降血糖作用的药物配伍之，如黄芪、人参、大黄、枸杞、五味子、甘草、玄参、知母，故两病都得到改善。因患者面色晦暗，有肝血瘀阻之象，所以在后方中加入当归、丹参以活血化瘀。

"乙肝五项"是检查乙肝病毒的血清学标志。至于治疗问题，早有专家提出不在于这种标志转阴与否，而在于这些病毒携带者是否会出现肝脏的病变，所以要定期检查肝功能以决定治疗与否。如果肝功能正常，又无临床症状者可不必治疗，以免因用药过多反而增加肝脏的负担；反之，纵然不是乙肝病毒携带者，只要肝功能不正常，即表示肝脏有病，必须治疗。

脂肪肝

周某，女，32岁，岳西城西人，2012年1月4日初诊。

患者上节育环多年，2009 年取环准备妊娠第 2 胎。然而取环后身体逐渐发胖，一直未受孕，于 2 个月前到医院检查。经 B 超检查为中度脂肪肝，因为患者曾在 10 年前行胆囊切除术，疑与胆囊摘除有关，且无明显不适，故未予治疗。近月来患者诉右胁及脘腹胀闷不舒，平素大便偏溏，近 1 周来稍进油腻饮食即肠鸣泄泻，恶心作呕，不思饮食，神疲乏力。视其形体胖，巩膜不黄染，舌质淡苔薄，舌面多津，呈水滑样舌，脉细濡无力。据上述症状，中医辨证为脾胃虚寒，中阳不振，导致脾胃受纳、运化与和降失常。治以温中健脾，和胃降逆，并对脂肪肝一候予以兼顾组方。

土炒党参 15 克	炒白术 10 克	炮干姜 6 克	炙甘草 8 克
橘皮 10 克	砂仁 6 克	生山楂 20 克	生麦芽 20 克
建曲 15 克	茯苓 15 克	枳实 10 克	炒白芍 15 克
郁金 10 克	泽泻 15 克	桔梗 10 克	

7 剂。

嘱上方服 7 剂后视情况再诊。因时近春节，一直至 3 月 20 日患者来诊，诉药服完后脘腹不适情况消失，不再出现呕恶、泄泻，今日到县医院检查，脂肪肝消失，并已怀孕 50 天。

【按】脂肪肝系现代医学中因肝脏脂质代谢失常，脂肪瘀积而致的一种病症，多见于饮酒和恣食肥甘而体胖者。中医无此病名，本案从其现代医学之病名治疗。

本例就诊时，患者主要因脾胃虚寒，中阳不振而表现出胃肠道症状，所以用理中汤加橘皮、砂仁、山楂、麦芽、建曲以温中健脾、和胃降逆；因其形胖而水湿重（水滑舌），故加用茯苓以利湿；因胁下不适，故以枳实、白芍疏肝。现代药理研究认为，泽泻、桔梗、郁金（或同科药物之姜黄）具有改善脂质代谢的作用，且郁金还具有疏肝利胆和保护肝脏的作用，故加用之，会合传统的消肉脂、积滞之山楂以消除肝中之脂质。

该女子如单从不孕证就诊，据其体形肥胖并呈现脾虚湿盛之候，又无他疾，按中医辨证也是痰湿不孕，当以燥湿化痰法治之，代表方剂为启宫丸（苍术、茯苓、半夏、橘皮、神曲、川芎）。"痰湿"在这里具体是指什么？无疑就是指"脂"，也就是说"脂"是由痰凝聚所得，从而也就有"肥人多痰"之论。所以本案以温中健脾使水湿运行（水、饮、痰三歧一源），再佐以直接消脂之药，使瘀积的脂质消除，痰浊化，不孕症也随之而愈。

胁痛

程某，女，45 岁，公司职工，2002 年 7 月 12 日初诊。

患者晨间突发右上腹绞痛伴呕吐，去医院经 B 超检查为胆管内结石、胆囊膨大，因不愿住院手术而求我治疗。

诊见：右上腹及肋部胀痛，伴阵阵绞痛，疼痛放射至右背肩部，小便黄赤，恶心，呕吐苦水，右上腹痛不可按，面色黄，巩膜黄染，舌苔黄，脉弦滑。本案证属湿热蕴结，形成沙石内阻，治以清泄湿热、疏利肝胆。

柴胡 10 克	枳实 10 克	茵陈 20 克	郁金 10 克
白芍 15 克	川楝 10 克	玄胡 10 克	黄芩 10 克
砂仁 6 克	甘草 6 克	生大黄 15 克	

2 剂。另，芒硝 15 克，首次以汤药泡服。

7 月 15 日二诊：首煎药泡服芒硝服用后得大泻而痛减，后又泻几次疼痛渐止。现黄疸不显，无寒热，胁部仍隐隐胀痛，微恶心，不欲食。继续治予清泄湿热，利胆排石。

柴胡 10 克	白芍 15 克	枳实 15 克	郁金 15 克
金钱草 25 克	鸡内金 15 克	生大黄 15 克	茵陈 15 克
黄芩 15 克	川楝 10 克	玄胡 12 克	木香 10 克

砂仁 6 克

3 剂。

上药服 3 剂后症状基本消失，B 超复查未见结石。

【按】肝胆结石排出的通道同大便排出的通道相同，所以即使无便结之症亦用大黄、芒硝，既可清泄湿热，又可将结石随大便排出体外。提倡用中药治疗急腹症，尽可能不开刀或少开刀，这在 20 世纪 70 年代初曾风靡一时。当时的西医外科医生都能掌握常见急腹症的中医治疗原则与方药，可是后来渐渐地就被医生们遗忘了。

腹痛

方某，女，32 岁，2002 年 4 月 9 日初诊。

患者患胰腺炎多年，每年发作一至数次。2 天前上腹及左肋开始出现胀痛并逐渐加重，现连及腰背部和胃脘部，并见恶心呕吐，小便深黄，大便正常。诊见巩膜微黄，舌苔厚稍黄，脉弦。本案证属湿热蕴结，治予清泄湿热、行气止痛。

柴胡 10 克	白芍 15 克	枳实 15 克	半夏 10 克
茵陈 20 克	蒲公英 15 克	黄芩 10 克	玄胡 10 克
砂仁 5 克	生大黄 15 克	生姜 5 片	

2 剂。

4 月 12 日二诊：服药后诉胀痛略减轻，黄疸亦退，呕吐已止，但仍觉脘肋痞胀不适，药后未曾得泻，仅便稀溏而已。更方如下：

柴胡 10 克	白芍 15 克	枳实 15 克	半夏 10 克
郁金 15 克	黄芩 15 克	银花 15 克	玄胡 10 克
厚朴 10 克	生大黄 15 克	生姜 5 片	

3 剂。芒硝 30 克，另包分 2 次服用。

嘱：芒硝先取一半于首煎汤药中泡服，得大泻即停用，不泻则于第 2 剂首剂时再泡饮之。

患者诉服药后于中午时分一泻而胀痛消失。此后患者每次大小发作皆求中药治之，均以上方 2 剂而止。

【按】首诊时因见患者大便无燥结，故未用芒硝，且大黄与他药同煎，以致泻下不彻底，虽有效但不快捷、显著。此后凡治此类疾患，不问有无燥结，皆配芒硝或大黄泡服，往往一泻而诸症缓解。

胃痛

例一　崔某，女，39 岁，2011 年 8 月 16 日初诊。

患者胃痛多年，经胃镜检查为胃炎，曾服用很长时间西药进行治疗，但效果不明显，还是经常发作。近 1 周来胃部时时作痛，胸闷不舒，两肋发胀，频频嗳气，嗳气过后可感觉到短暂舒适，时嗳出酸水，全身乏力，纳食亦差。现视其形体瘦，面色不华，舌红，苔白薄，脉弦。此为肝胃不和之候，治予疏肝和胃。

柴胡 10 克	白芍 18 克	枳实 12 克	川芎 10 克
香附 15 克	砂仁 6 克	佛手 10 克	玄胡 10 克
浙贝母 10 克	海蛸 15 克	炙黄芪 15 克	炙甘草 8 克
生姜 3 片			

5 剂。

8 月 21 日二诊：患者诉嗳气已止，胸肋亦舒，胃脘部有时还隐隐作痛，思食，但食多则胀。更方如下：

炙黄芪 15 克	白芍 15 克	桂枝 6 克	玄胡 10 克
浙贝 10 克	佛手 10 克	砂仁 6 克	海蛸 15 克
枳实 10 克	莱菔子 15 克	建曲 15 克	炙甘草 8 克
生姜 3 片	红枣 3 枚		

5 剂。另嘱患者保持心情舒畅，忌食酸、硬、辛辣食物。

【按】 我对嗳气的治疗多采用柴胡疏肝散，对长期、严重者再合用代赭旋覆汤，效果良好。同年，我在合肥治一男性患者，同为患胃炎，症见嗳气1年多，中、西药不能治，我用上两方合用，3剂药即止。此例首诊就是柴胡疏肝散加味，二诊为黄芪建中汤加味。另外，胃为盛食之器，治胃必须注意饮食。

例二　王某，女，17岁，2013年2月22日初诊。

2月前患者因胃脘嘈杂、疼痛，胃胀，嗳气，间以呕吐食物和苦水而前往县医院查治，经胃镜检查为反流性胃炎，医生予奥美拉唑、吗丁啉服用1月余有所改善。春节后上症又再度加剧，现症为胃中嘈杂，有时连及食道下段呈火辣烧灼感，脘部作胀，嗳气频繁，有时嗳出酸苦水。视其舌苔色白微黄，脉稍弦。据症本案辨为肝气犯胃，导致胃气上逆，治予疏肝降气和胃。

醋柴胡10克　橘皮10克　　炒白芍18克　枳实12克
川芎8克　　香附20克　　砂仁8克　　　炙甘草8克
郁金12克　海蛸15克　　黄芪15克　　代赭石30克
7剂。

1个月后其母告诉我患者服药后症状已愈，后又行胃镜检查无反流现象。

例三　刘某，女，36岁，2015年3月23日初诊。

2年前患者因经常胃痛不适就诊，经胃镜检查为胆汁反流性胃炎，经西药和中成药治疗数月改善不明显。现时而服用雷贝拉唑等药物，但胃中仍胀闷、嗳气、热灼不舒，有时疼痛，甚者喉咙处亦可觉热灼状，口干苦，干呕，平时有气短乏力感，二便正常，舌质红，苔白薄，脉细稍弦。据症本案辨为肝气犯胃，肝气上逆致胆汁上泛，治予抑肝降逆和胃。

炒白芍15克　橘皮10克　　枳实15克　　香附15克
砂仁6克　　　玄胡10克　　郁金10克　　党参15克
黄芪18克　　　白术10克　　炙甘草8克　黄连6克
5剂。

3月29日二诊：服药后患者诉已不再嗳气，胀满、烧灼感、口苦、干呕症状也消失，要求继续巩固治疗。更方如下：
土炒党参15克　白术10克　　炙黄芪20克　炒白芍15克
枳实15克　　　香附15克　　砂仁6克　　　郁金15克
橘皮10克　　　玄胡10克　　海蛸15克　　黄连6克
炙甘草8克
5剂。

【按】胆汁反流性胃炎又称反流性胃炎，指胆汁反流入胃引起的上腹疼痛，甚或呕吐胆汁的一种证候。该病因为胃排空障碍，食道下端括约肌张力降低，促使胃、十二指肠压力差颠倒，幽门收缩功能丧失，以致十二指肠内容物反流入胃。其主要症状为中上腹呈烧灼样疼痛不适，胃胀气，抗酸药不能缓解或反而加剧。于是我根据以上所述思索用疏肝行气降逆法或佐以补气治之。补气或可增强胃（包括幽门）的自主收缩功能；行气降逆使胃肠之气或肠内容物按正常运行通道从下排出，若如所愿，即使胃和幽门的收缩功能不增，幽门不闭，也不会反流或无物反流。我按照这种思路治疗并随访多例，临床效果良好。

例二和例三皆为反流性胃炎，中医辨证也是大同小异。只是前者是初发，胃气上逆明显，所以药用柴胡疏肝散加砂仁、郁金疏肝理气，海蛸抑酸，黄芪补气，代赭石加强镇逆的效果。后者发病时间较长，且有短气乏力、疼痛、胃部灼热等症状，故用疏肝散（因药房无醋制柴胡，故未用）加砂仁、郁金疏肝理气，玄胡止痛，黄连清热灼，党参、白术补气以增加胃动力，此亦顾气虚之候。后续治疗仍用黄连，并加海蛸，因海蛸可中和胃酸、抗溃疡，黄连有利胆、抑制胃酸分泌和抗溃疡的作用。同时，据现代药理研究表明，枳实（枳壳）能使胃肠收缩节律增加，香附却能降低肠管紧张度。如按其所说的功能进行配用，则能使胃收缩力增强，肠管弛缓，正好能把颠倒的压力差再倒过来，因而应是该病的理想药物。郁金性降泄，并能促进胆汁排泄；代赭石平肝，重镇降逆，张锡纯谓"降胃之药以代赭石为最效"。所以二者也是该病的适证之药。胃肠胀气明显者，视症可首次加用炒大黄以轻导之，务使肠道通畅，以减轻下端压力。

例四　吴某，女，40岁，某单位职工，2012年2月23日初诊。

患者患发作性胃脘痛3年，10个月前因胃部持续疼痛而往县中医院就诊。经胃镜检查为糜烂性胃炎，用中药和西药结合治疗1个月，反复用过奥美拉唑、阿莫西林、甲硝唑、雷尼替丁、克拉霉素、果胶铋、兰索拉唑等，病情好转，停药则如故。近半年来，患者诉药不离口但胃部嘈杂疼痛依旧，故往我处诊治。

诊见：胃中嘈杂痞满，时而泛出清水或酸水，时而绵绵作痛，或阵发性加剧，剧痛时则呕吐酸水或苦水，大便先硬后溏，胃纳差，多食则胀，短气乏力，舌质淡，苔白中厚，脉迟缓（54次/分）。治予香砂六君子汤加味。

土炒党参15克	白术10克	茯苓15克	半夏10克
橘皮10克	炙甘草8克	木香8克	砂仁6克
炙黄芪20克	海蛸10克	白及10克	吴萸6克
黄连5克			

5 剂。

【按】本例见脾胃虚弱、中阳不足之象，用香砂六君子汤以益气健脾除湿、理气和胃。因嫌温中之力不足，又症见呕逆泛酸、疼痛，故选加吴萸以温胃散寒、制酸止痛。本病为糜烂性胃炎，胃内糜烂是否同体表溃疡一样会因创面渗液久而不收敛？所以我在方中加少许黄连以清洁创面，加黄芪增强补中益气又可托毒生肌，加白及消肿生肌又可保护创面，海蛸具有中和胃酸和敛疮疡之功，合用以清洁、修复糜烂创口而根治其胃炎。该患者仅服药 5 剂即再无发作。

例五　储某，男，58 岁，2002 年 6 月 30 日初诊。

患者患病 10 余年，经胃镜检查为胃溃疡，经常服用胃必治、雷尼替丁等药。5 天前胃部又疼痛，自购雷尼替丁服之，不见好转。近 2 天来胃内嘈杂更甚，痞塞，微痛，恶心欲呕，大便黑如柏油，日三四次，如糊状，伴心慌气短，四肢无力。视其面容黄瘦，舌淡苔白，脉弱。本病为上消化道出血，此为中医之远血。治予益气摄血，佐以和胃。

党参 20 克　　炙黄芪 20 克　白术 10 克　　熟地 20 克
黄芩 10 克　　海蛸 15 克　　浙贝 10 克　　地榆炭 15 克
白及 15 克　　炙甘草 8 克　　砂仁 5 克　　大黄 12 克(炒黑)
阿胶 15 克　（另炖兑服）

3 剂。

7 月 4 日二诊：患者诉药服 2 剂后大便全部转黄，现大便日 1～2 次，胃内无明显不适，可食，但仍觉得体倦乏力。乃予前方去地榆炭、大黄，加红枣 5 枚，服用 3 剂，之后可用雷尼替丁继续服用。

【按】胃部疾病及消化道出血，在 H_2 受体拮抗剂未广泛使用的 20 世纪 80 年代初，用中医药治疗的还很多。我曾于

1982 年冬在某交通闭塞的山区医院用大黄 8 克，白及 10 克，共研末分 2 次吞服以救治一胃病患者突然大吐血、腹胀、大便不通之急症；服药约 2 小时后便通、胀消，呕血及疼痛均止，后以健脾养血、制酸和胃调治而愈。后来由于不断有新的西药问世，中医药便逐渐减少了使用。2001 年我在《上海中医药杂志》中看到一篇文章，讲西药质子泵抑制剂（奥美拉唑类）治疗十二指肠溃疡，两周的治愈率为 95%。这是中药不可企及的，所以后来除了不愿服用西药，或服用西药无效，或兼顾不了其他症状者时我用中药治疗外，也推荐使用西药。对于中药和西药，我的态度是各有其长亦各有其短，应择优而取，任何偏见都不是科学的态度。

泄泻

例一　严某，女，59 岁，庐江汤池，2013 年 10 月 12 日初诊。

患者患泄泻 10 年，每日最少 3 次，多则 5~6 次，泻下物为稀薄黄色糊状，有时夹杂未消化之完谷，胃纳差，多食则腹胀，食入油脂过重则泻下次数增多。曾间断治疗无数次，均不愈，稍好情况是开始稍成形继之仍为稀便，后放弃治疗。这次在我处健康体检，请我为其治疗。我了解了病史后进一步询及患者无便前、便时腹痛及便后重坠现象，亦无黏冻状便。患者平素怕冷不畏热，神疲乏力，气短。视其形体重度消瘦，面色萎黄而晦暗，舌色淡形瘦，苔薄，脉细弱。据症本案辨为脾阳不足之泄泻。治予温补脾肾，佐以和胃止泻。

党参 18 克	白术 10 克	炮姜 8 克	炙甘草 8 克
附片 6 克	吴萸 6 克	肉桂 5 克	山楂 15 克
麦芽 15 克	木香 8 克	砂仁 5 克	橘皮 10 克
石榴皮 10 克			

7剂。

10月23日二诊：患者诉服完3剂药后，泄泻的次数大减，食量增加，气短乏力亦好转，现每日大便1~2次，质软，基本成形，面色转润，脉濡缓，舌苔白薄。患者要求继续治疗，但畏服中药，故要求改用丸药、片剂类吞服，即令其购附子理中丸服20天以上。

【按】中医的泄泻与西医的腹泻含义相同，但西医按病可分为急性肠炎、过敏性肠炎、肠结核等，中医则以证辨别。在中医的辨证中，首分暴泻与久泻，暴泻多因外邪所伤，如寒湿、湿热内侵，或饮食所伤，其治法分别是散寒化湿、清热利湿、消食导滞，邪去泻自止，一般不用涩肠止泻药以防"关门留寇"。除去他病所致的继发性泄泻的久泻，中医多责之于脾、肾，总因阳气不足，失去温煦而致运化失常，一般无外邪，且因愈泻愈虚，所以应在温补的基础上选用涩肠止泻之品。

该例是个典型的脾虚泄泻，日久及肾，肾阳不足，脾土失温，终成恶性循环，以致10年不愈。上方是取附子理中汤加味而成，加吴萸、肉桂以加强温中阳之力；加山楂、麦芽、砂仁、橘皮以消食和胃，增强消化功能；加石榴皮以涩肠止泻。

例二　胡某，女，36岁，2006年12月8日初诊。

患者泄泻多年，久治不愈，后经肠镜检查为慢性结肠炎。屡行治疗仍时溏时泻，日大便5~8次不等，故而寻治。现时每日大便7~8次，或溏或如水状，色淡黄，或间有白冻，下腹时时作痛，痛则欲便，有时便后意犹未尽，努责之又无，纳差，稍多食则腹胀，气短乏力。诊见面色萎黄，消瘦，舌色淡，苔白稍厚，脉缓无力。据症本案辨为脾虚湿盛，首治以健脾燥湿，佐行气导滞。

党参 15 克　　白术 15 克　　苍术 15 克　　茯苓 15 克
炮干姜 5 克　　炙甘草 8 克　　白蔻 6 克　　黄连 8 克
木香 10 克　　厚朴 10 克　　山楂 20 克　　麦芽 20 克
7 剂。

12 月 17 日二诊：服药后，患者现每日上午左侧少腹疼痛则欲排大便，但不超过 3 次，初起成形后面则溏，下午至夜间已经不再泄泻了，纳食及乏力已好转，舌苔白薄，脉较前有力。

党参 15 克　　白术 10 克　　苍术 10 克　　炙黄芪 15 克
炙甘草 8 克　　炒扁豆 15 克　黄连 6 克　　木香 8 克
干姜 6 克　　吴萸 6 克　　砂仁 5 克　　山楂 20 克
煨肉蔻 8 克　　石榴皮 10 克

嘱上方服 7 剂，若病情稳定后可在当地购附子理中丸继续服用 1 个月。

【按】本病病程长，亦近顽疾，治疗亦不似湿热、寒湿和伤食之暴泻予 2 剂药即愈。我治此候往往寒温并用，通常首取《伤寒论》之黄连汤加味以平调寒热，兼有湿滞者则佐燥湿行气导滞，继之予健脾或脾肾兼顾。

脏毒

金某，男，52 岁，2000 年 8 月 2 日初诊。

患者患泻痢后重 2 年余，先后在县城各门诊和医院都治疗过，病情无明显改善。现每日大便 5～6 次，重坠，便犹不尽，欲排又无，大便呈酱褐色，如胶似冻，脘腹胀，便时腹痛，纳食极差，面黄肌瘦，舌苔白微腻，脉濡缓。拟诊为脏毒，今称为慢性溃疡性结肠炎。先治予化湿清肠，佐以止血。

黄连 8 克　　槐花 15 克　　黄芩 10 克　　木香 8 克
厚朴 10 克　　白蔻 6 克　　半夏 10 克　　党参 15 克

白术 10 克　　炙甘草 8 克　　山楂 20 克　　石榴皮 10 克
地榆炭 15 克　炒大黄 10 克　红枣 5 枚

5 剂。

8 月 21 日二诊：患者用药后症状大为好转，连日来每日大便最多不超过 3 次，仅排便时和排便后有短暂的后重感，便色有时黄，有时夹带点灰褐色，腹部已不胀，饮食尚可，舌苔白薄，脉缓。更方如下：

党参 15 克　　白术 10 克　　炙甘草 8 克　　炙黄芪 15 克
黄连 6 克　　　木香 8 克　　炮姜 3 克　　　槟榔 10 克
砂仁 5 克　　　山楂 15 克　　石榴皮 10 克　炒大黄 10 克
红枣 5 枚

5 剂。

【按】本病对于西医来说也为棘手之疾。我以前曾单用西药抗菌治疗过，但效果远不及中药。2013 年 10 月，我治疗一位合肥市的章姓患者，男，73 岁，患此疾 3 年多，最初的肠镜检查提示横结肠多处充血和数处溃疡，后期的肠镜检查提示降结肠处又出现充血灶，诊为溃疡性结肠炎（活动型），服用进口专病药物美沙拉嗪最大治疗量已 1 年余，后重、泻下、便血依旧，日排便最少 7 次。经我诊疗 10 余日，使患者西药量减半而且便次减少，后重感减轻，5 天无血便。此案所用之药同上方相近，只是因患者出血量多加用了白及、五倍子。由此说明，中医辨治本病还是有一定效果的。

我治疗该病，必先理清肠道之毒滞，再予升阳除湿、温补脾肾或涩肠止血止痢，然无论应用何法，皆不忘其"毒"。

淋证

例一　胡某，女，26 岁，2001 年 6 月初诊。

半年来患者因小腹拘急，排尿频涩不适，在温州市多次诊疗，皆诊为下泌尿系炎症。屡服中西药但不见效果，后往温州市立医院诊治，收效亦不明显，故至我处诊治。首诊化验其小便中细菌、支原体、衣原体均为阴性，询及曾先后口服及注射抗菌素8种，中药服过八正散、黄连导赤散之类的清热通淋方药20余剂。患者诉小便热涩不畅，有时刺痛，小腹拘急，尿意频频，伴带下色黄，舌红苔白。给予龙胆泻肝汤加茯苓、牛膝、香附、茅根，7剂。

7月13日二诊：患者诉服药后小便热涩刺痛症状已除，白带已转清，但小便后膀胱处还有重坠和尿意感，舌红苔白，脉细微数。更方如下：

生地20克	丹皮10克	黄柏10克	知母10克
黄芪25克	白术10克	茯苓15克	泽泻10克
通草6克	甘草8克	川楝10克	橘核15克
益智8克	鲜茅根30克		

7剂。

1周后患者打电话告诉我其症已愈，询更方事宜，嘱其自购知柏地黄丸和补中益气丸合服1个月以巩固治疗。

【按】该患者患疾半年多，常规的中西药治疗皆已使用，所以我首次治疗时不同于常规用药而使用龙胆泻肝汤，待其热淋症状已减，膀胱刺激征的症状仍在，则改用益气通淋以调治。临证固守一法，特别是慢性疾患众多为之，但已久用无效者，就不得不另辟蹊径。

例二　吕某，女，48岁，住合肥市，2011年7月15日初诊。

患者半月前忙碌数日后出现尿意频且排之不畅，往宣城市某医院进行多项检查，未发现异常，后诊以炎症，用西药滴注、内服治疗1周，病情如故返回合肥求治。

诊见：前后阴坠胀，少腹尤甚，尿意频但排之不畅，有无力感；平素脾胃不好，服用西药后胃脘隐隐作痛，泛酸水；并见心慌气短，全身无力，面色萎黄，比实际年龄略显苍老，舌质嫩红，苔白薄，脉虚。据症本案辨为气虚之劳淋证，治予益气通淋。

黄芪15克	党参15克	白术10克	茯苓15克
炙甘草8克	泽泻12克	木通8克	通草5克
瞿麦10克	川牛膝10克	肉桂5克	枳实10克
乌药15克	白蔻6克		

5剂。

7月25日二诊：患者此次因腰、背、腿痛就诊，言小便不适之症药后已愈，故按腰腿之疾处以方药。

8月23日三诊：诉又出现尿意频，排出无力且不畅，有时中断，似有物堵塞，感觉用不上劲，并伴胃脘不适、泛酸、气短乏力之症。处方如下：

人参10克	黄芪20克	白术10克	茯苓15克
炙甘草8克	通草6克	王不留行20克	乌药15克
瞿麦15克	肉桂5克	砂仁6克	海蛸15克
红枣5枚			

上方先服5剂后症状消除，9月2日又以此方再服5剂以巩固之。

【按】劳淋，总因素体不健或劳伤体质，正气内虚失其统摄之职所致，临证应与其他证型相鉴别。该患者得病之初，在家乡医院进行了多项检查，B超未查出结石（石淋），又按炎症（热淋）治疗多日均不见效。患者症见一派气虚之象，所以前后阴坠胀；气虚无力制约膀胱，故尿意频频，排之不畅。所以本案辨为气虚之劳淋，予益气通淋法治之。

癃证

例一 蔡某，男，41岁，2012年1月7日初诊。

患者2年前出现小便细而无力，淋沥不舒，经县医院诊为前列腺炎，予前列康治疗。近期上述症状加重，服前列康和左氧氟沙星近10天无效而求诊。

诊见：尿意频频，排之无力且细而开叉，尿后滴沥良久方净，阴囊重坠，潮湿，脉细弦，舌红苔白。本案证系气滞湿壅，治予行气活血、利湿通淋。

生黄芪25克	瞿麦15克	木通10克	通草6克
泽泻10克	王不留行15克	萆薢15克	茅根20克
虎杖15克	当归10克	乌药15克	小茴10克
橘核15克	生甘草6克		

5剂。

1月13日二诊：诉小便有力，通畅，增粗，不开叉，阴囊重坠、潮湿已不显。更方如下：

生黄芪20克	瞿麦10克	木通10克	通草6克
萆薢10克	泽泻10克	白术10克	王不留行15克
虎杖15克	茅根20克	当归10克	川牛膝10克
肉桂5克	生甘草6克		

5剂。

例二 程某，男，65岁，2002年2月24日初诊。

患者诉渐进性排小便细而难，尿后滴沥不尽3年余，在县医院按前列腺炎住院治疗过，后来也间断服用自购治疗该病的药物，但尿细、滴沥症状改善不明显。3日前又出现尿意频繁，排尿时茎中刺痛，前后阴坠胀，无寒热，大便尚正常，脉细数，舌苔白厚。据症判断患者原有前列腺增生，后复感膀胱湿热，二者合而为患，治予清热通淋，佐以活血散结。

　黄连8克　　　山栀10克　　木通10克　　　车前草15克

　瞿麦15克　　　滑石20克　　生甘草6克　　通草6克

　川牛膝10克　川楝10克　　王不留行15克

　穿山甲6克（研冲）　　　　鲜茅根50克（自备）

　3剂。

　2月28日二诊：诉小便刺痛及前后阴坠胀已消失，小便增粗，较前通畅，求再治。更方如下：

　生黄芪20克　　木通10克　　泽泻10克　　　黄柏10克

　瞿麦10克　　　川牛膝10克　通草6克　　　生甘草8克

　王不留行15克　当归10克　　红花8克　　　虎杖15克

　肉桂5克　　　　穿山甲6克（同肉桂共研末冲服）

　7剂。

【按】上两例的病变部位相同，表现出的症状也大同小异，治疗上应因其性质、程度、兼证的有所不同而有所侧重。例一为慢性前列腺炎，因治疗未停，热象不显而表现出气滞湿壅之候，治予行气活血、利湿通淋。例二从患者的年龄和病史、症状上判断为前列腺增生，在此基础上并发湿热下注，以致茎中刺痛，所以在治疗上先偏清热通淋，佐活血散结，待湿热已清，即以活血散结为主，佐利尿通淋。

　方中重用生黄芪，意在黄芪本有利尿的作用，再则借其补气作用以助活血通淋；王不留行具有活血通经、利水通淋之功，与本证最合适；虎杖有活血利湿的功能，《类证治裁》以此单味为散治疗该病；少佐肉桂以温经行血，化气行水。

　慢性前列腺炎反复发作，日久会有不同程度的瘀阻（结节、变硬），纵不具备瘀阻之征，治疗时少佐活血之品应是有益的。

血证

例一　刘某，男，16 岁，2004 年 3 月 15 日初诊。

患者于 2003 年 9 月因肾炎在县医院住院治疗 2 周后，临床告愈，但小便镜检红细胞一直为（++）。今日早晨复检，因小便中红细胞（+++），而求中医诊治。询及小便无不适，色赤，口渴，纳可，大便正常。视其面容清瘦，面色不华，舌红，苔少，脉细弦。据症本案辨为阴虚血热，治予凉血止血。

生地 15 克　　黄柏 10 克　　焦山栀 10 克　旱莲草 10 克
仙鹤草 10 克　藕节 10 克　　竹叶 10 克　　生甘草 6 克
鲜茅根 30 克　侧柏叶 15 克　小蓟 10 克

5 剂。

4 月 22 日二诊：诉药服完后复查尿中红细胞（+），其余无不适。治予清热凉血，益气固摄。

生地 15 克　　玄参 15 克　　炒黄柏 10 克　炒山栀 10 克
党参 10 克　　黄芪 10 克　　白术 10 克　　甘草 6 克
旱莲草 15 克　藕节 10 克　　小蓟 10 克　　蒲黄炭 10 克
炙龟板 15 克

5 剂。

半个月后再次复查尿中红细胞（-）。

【按】就这简单的尿血症，不要以为只要辨证准确，选药精当就能药到病除，非也！曾有一公务员，30 余岁尿检时查出有红细胞，先后经县、省、上海各大医院都检查治疗过，查无他病，仅血尿而已，病程已近 10 年。2009 年 3 月约我试治，按气虚血热组方，连服 10 剂如故。后到北京请专家诊治，出示以前病历及处方，专家谓我方应当有效，后经专家组方取药治之，如今依然。

例二　吴某，男，43岁，2006年11月27日初诊。

患者为多囊肾，近因劳作过度而见肉眼血尿4天，伴腰部胀痛，面黄肌瘦，乏力气短，舌色淡，脉虚缓。治予益气固摄，凉血止血，佐以利水。

党参15克　　白术10克　　茯苓20克　　黄芪20克
山药20克　　泽泻10克　　升麻6克　　甘草6克
生地20克　　黄柏10克　　焦山栀10克　旱莲草15克
仙鹤草15克　三七粉6克（吞服）　　　阿胶15克（烊入）
3剂。

11月30日二诊：诉小便已由鲜红色转为橘红色，腰部胀痛减轻，予前方再进3剂，血止尿清。

【按】多囊肾为家族遗传性肾脏异常，无特效治疗方法。尿血系劳作、挫伤或伴热毒而使蜂房状囊肿破裂而致，可呈周期性发作。所以治疗时可以考虑以益气固摄、凉血止血法，佐以利水，意在减轻囊肿之肿胀，或可减轻出血。

例三　张某，女，70岁，庐江汤池，2013年7月9日初诊。

患者诉3天前左手背在无外因的情况下出现一块红斑，因以前在大腿上也出现过红斑，所以未曾介意。近2日红斑逐渐扩大，昨天到当地医院检查，血小板106×10^9/L，医院建议到上级医院查治。今晨发现红斑进一步扩大而往我处诊治。

诊见：左手背连及腕关节以上整片呈绛红色、边缘不规则、不隆起的斑片，不痛不痒，形体消瘦，气短乏力，舌质正常，苔白薄，脉虚。据症本案辨为气虚不摄，治予益气摄血，佐以养阴凉血止血。

红参须8克　黄芪18克　　白术10克　　炙甘草8克
生地18克　水牛角30克　旱莲草15克　女贞子15克

茜草10克　　侧柏叶15克　五味子8克　　红枣5枚

7剂。

服药后患者诉斑片未再扩大，药服完后斑片逐渐消失。

【按】引起发斑的疾病很多，像外感的温热病在热入营血、耗血动血时也可发斑，这时紫斑的治疗就要结合原发病进行辨治。内科杂病之紫斑在中医中常见为热毒或是阴虚火旺迫血妄行，使血液溢出血管外于皮下；再就是气虚不能摄血。在治疗上，热盛迫血者治以清热解毒、凉血消斑，阴虚火旺者治以滋阴降火、宁络止血，气虚不摄者治以益气摄血。本例患者年迈体虚，又无火热之象，所以据症辨为气虚不摄，治予益气摄血。至于方中加用养阴凉血之品不是因为有内热，而是因为血液的特性是热则行溢，寒则凝滞，所以我在治疗出血性疾病时，除了因瘀而致者外，大多都佐以凉血之品以宁络止血。

紫斑虽是症见皮下瘀斑，但系出血性疾病，治疗原则是如何阻止血液从血管内继续外溢，切不可见瘀斑而活血行瘀消斑，舍本求末而加重病情。

内科杂病的紫斑，从现代医学来讲主要见于原发性血小板减少性紫癜和过敏性紫癜。前者之重症不仅会发生皮下紫斑，牙齿、鼻、阴道、尿道有自发性出血现象，而且可有看不见的致命的内脏出血，故应中西医结合治疗。后者用西药抗过敏治疗一两次即可获救，比中药快捷得多。因此，临床见此症应注意。

水肿

例一　徐某，男，24岁，1998年9月24日初诊。

患者在江苏打工，7月初患痢疾，治愈后随即出现自足至头，渐至全身的浮肿。曾在当地一中心卫生院检查治疗10余日无好转，院方建议转南京治疗。因钱不多而返回家乡在当地继续治疗。诊为肾炎，并服药 1 个多月后，水肿有增无减，速尿每日 3 次服用，尿量亦很少。健康时体重为 61 千克，现为 93 千克。故于 1998 年 9 月 24 日往我处求诊。

诊见：全身浮肿，双腿不能平行站立，关节不能弯曲，步行艰难，双手肿胀不能握物，胸腹肿胀不能弯腰，呼吸急促，语不接续，肿处按之不凹陷，皮肤不温，六脉沉伏而细，舌体胖大，苔白厚。体温 36℃，心率 98 次/分，血压 155/85mmHg。尿检：蛋白（＋＋＋），管型（＋＋），白细胞（＋＋）。因时至下午不便进行其他生化检查，先按中医辨为肾水，脾肾阳虚之水肿病。先予温阳利水治之，方取金匮肾气丸合实脾饮加减。

熟地 15 克	山药 15 克	山茱萸 15 克	泽泻 10 克
茯苓 20 克	党参 15 克	白术 15 克	附子 8 克
木瓜 15 克	腹皮 15 克	厚朴 10 克	肉桂 8 克（冲）
干姜 8 克	黄芪 30 克	炙甘草 15 克	

5 剂。

9 月 26 日二诊：患者已服药 2 剂，尿量明显增多，双手基本可握拳，精神、饮食转佳。昨日在县中医院行肝肾功能检查，查尿素氮为 6.31mmol/L，血清总蛋白 31.68g/L，白蛋白 9.03g/L，据此，按西医诊断为肾病综合征。患者蛋白大量流失，已致低蛋白血症，本应输注白蛋白，但患者无钱，只好继续服用中药。

10 月 3 日三诊：患者于 9 月 28 日服完 5 剂中药，头面水肿已消失，生活已能自理，但腹胀及下肢水肿消失未达到预期效果。9 月 29 日患者返回家中筹钱，于昨日返院，取前方 5 剂继续服用，并将仅购的人血白蛋白 10 克滴注，至晚尿频量多。今日自称体重，已由入院时 93 千克减为 74 千克。继续服中药。

10月7日四诊：患者全身情况转佳，除双足微肿外，头部、手部肿已消，腹部平软，体重减至64千克，要求出院。予前方减温阳药之量和厚朴、腹皮，加当归、丹参，共7剂带回服用，并用小量激素加服。嘱其加强调理。

患者于11月2日来复查，临床症状消失，查验血清总蛋白78g/L，白蛋白43g/L，肾功能基本正常。

例二　查某，女，42岁，1989年4月25日入院。

患者孕5月时出现下肢浮肿，未引起重视，未予治疗。足月分娩后，出现浮肿加剧，并伴咳嗽和呼吸困难。经多方治疗2月，症状仅有所减轻。半月前，上述症状加剧发作，并伴胃脘部疼痛、呕吐而住院。患者畏风寒，时自汗出，咳嗽，喘息不能平卧，胸闷，心慌，脘部胀满而痛，恶心不能食，食之则呕，呕吐物为酱油色物和食物残渣，大便色黑而溏，小便频而量少。

诊见：面色㿠白而肿，表情淡漠，唇紫，舌红边有齿痕，苔白薄，呼吸抬肩、急促，但无哮喘音，语不接续，频咳，其声不扬，痰中夹有血丝，胫肿，按之凹陷，四肢不温，脉沉细稍数。心电图示：低电压，电轴左偏，心率120次/分，T波变化。胸片示：心脏向两侧扩大，以左侧为主，双肺纹理增粗，肺门阴影增浓。

根据上述症状和四诊检查所得，患者初步可诊断为心力衰竭。中医据症诊为水肿病及血证，辨为肾阳虚衰，水邪上逆心肺，心血瘀阻。治以温阳利水，益气活血，佐以和胃止呕。

人参10克	白术10克	茯苓18克	丹参10克
桂枝6克	附片8克	厚朴10克	砂仁5克
白及10克	薤白10克	黄芪15克	牡蛎15克
炙甘草10克	生姜5克	红枣5枚	

3 剂。

4 月 28 日二诊：经服 3 天中药后，患者诉肿已基本消退，咳已不甚，痰无血丝，呼吸平稳，已能平卧，心率由 100 次/分、88 次/分减至 74 次/分，昨日大便颜色转黄，2 日来未曾呕吐，每餐可食半碗，精神和气色转佳，已可自由活动，但胃脘部有冷感，胸中有悸动感。更方如下：

土炒党参 20 克	丹参 15 克	白术 10 克	黄芪 10 克
陈皮 8 克	砂仁 5 克	炮姜 5 克	附片 5 克
半夏 10 克	茯神 18 克	当归 10 克	炙甘草 8 克

3 剂。

5 月 1 日三诊：患者住院已 6 天，未见反复，且病情日趋好转，家属要求出院，带药回去治疗。再诊：患者面色㿠白无华，唇淡红，二便正常，饮食尚可，乏力，脉细弱无力。胸片示心影仍大。同意出院回家调治，处方如下：

生晒参 10 克	白术 10 克	茯苓 15 克	丹参 15 克
桂枝 5 克	附片 5 克	当归 10 克	黄芪 15 克
川芎 8 克	陈皮 8 克	炙甘草 8 克	熟地 18 克
砂仁 6 克			

7 剂。

例三　王某，男，34 岁，2001 年 12 月 1 日初诊。

患者自眼睑开始，继之全身水肿半年，经当地医院治疗无效而求诊。

诊见：面色㿠白无华，全身均称性浮肿，按之无凹陷，纳可，形寒肢冷，大便正常，小便清长，腹软，舌淡胖，苔薄，脉沉细，偶现结代现象，脉率 76 次/分。血压 120/88mmHg。询及患者过去无肾炎、肝病病史，亦无心脏疾患史。疑为隐性肾病而化验检查，尿蛋白（－），尿素氮 6.17mmol/L，肌酐

76μmol/L，肝功能均正常。心电图仅提示低电压。据此，可排除西医之心、肝、肾疾患所致。本案中医辨为脾肾阳虚而致水湿停着，治以温阳利水，佐以健脾活血。

党参15克	山药15克	茯苓20克	泽泻10克
桂枝8克	附片6克	牛膝10克	当归10克
腹皮15克	白术10克	黄芪15克	防己10克
丹参12克	苡仁15克	炙甘草8克	

7剂。

12月11日二诊：患者上身水肿已全部消退，下肢减轻，脉律整齐，面色转润，仍觉乏力，予前方去丹参，再服7剂。

12月28日三诊：患者水肿症状消失，予前方减利水之品，加重补益以巩固之。

【按】以上3例水肿从现代医学的角度来看是3个不同的疾病。例一是肾病，例二是心脏疾患，例三中患者虽然心脏有异常，但不足以致肿，所以西医很难确定为何病。从中医的角度来看，三者都以阳虚水泛为证立论，同用温阳利水为主法治之。这是因为"证"是中医立法、选方、配药的依据。在相同的疾病中，可因体质、病程、环境等不同而出现不同的"证"，则治法方药也就不同；而在不同的疾病中，只要"证"相同，方药也基本类似。此即所谓"同病异治""异病同治"。

例二之心力衰竭症，我在《浅谈中医对充血性心力衰竭的看法》一文中曾提到过，心脏的病变要活血、温阳，而患者有呕血和黑便，提示胃内出血，若活血、温阳又可能加重出血，所以我在首治方中又加白及和煅牡蛎以制酸止血，活血只用一味丹参，血止后才逐渐加重活血药。

例四　严某，女，40岁，庐江汤池镇，2013年4月15日初诊。

患者患全身轻度浮肿至今已 3 年，早晨双眼睑及面部肿甚，下午腿脚肿甚，严重时早晨双目肿胀，下午足背按之凹陷，天天如此。3 年来先后在所工作的中心卫生院、县医院和省级医院反复检查，均查不出原因，也曾用过西药、中成药、单验方等治疗，但浮肿依旧，现约我用中药诊治。

诊见：面色黄白无华，轻度浮肿貌，双眼睑尤甚，畏寒，时觉心慌气短，乏力，精神不振，饮食尚可，大便多日 1 次，通畅，形溏，月经周期及色量均正常，舌质淡，边有齿痕，舌苔薄白，六脉皆显弱象。据症本案辨为脾虚不运之水肿，治予益气健脾、温中利水。

人参 10 克	白术 15 克	茯苓 20 克	黄芪 20 克
附子 6 克	桂枝 10 克	当归 10 克	泽泻 15 克
汉防己 10 克	炙甘草 8 克	炒苡仁 20 克	橘皮 10 克
生姜 5 克	红枣 5 枚		

5 剂。

4 月 21 日二诊：患者 3 年来所出现的早上头面部浮肿、晚上足部浮肿的现象近 2 日来消失，精神也振作很多，要求予以巩固之。处方如下：

人参 10 克	白术 10 克	茯苓 15 克	黄芪 20 克
附子 6 克	桂枝 8 克	干姜 6 克	防己 10 克
当归 10 克	川芎 8 克	丹参 15 克	橘皮 10 克
木香 8 克	红枣 5 枚		

5 ~ 7 剂。

后随访 2 次，均已告愈，大便也成形。

【按】该患者脾虚不运，以致水湿滞留而肿，反过来水湿内停又阻遏阳气的运行，以致形成恶性循环达 3 年之久。首方以四君子汤加黄芪、红枣益气健脾，桂枝、附子扶阳，防己、泽泻、苡仁利水消肿，橘皮、生姜和胃醒脾并助行水。二诊因水肿已消，故去泽泻、苡仁，改干姜加强温中的力量，加用活血行气药使气血流畅，合益气温阳之品以振奋人体机能，使之恢复正常的代谢运行。

盗汗

黄某，女，51岁，2013年3月20日初诊。

患者自2011年8月月经将绝时出现盗汗，同年绝经后盗汗依旧，一直到现在，无论春夏秋冬、冷热如否，睡眠后即出汗，且量多。1年多来就医多次，先后服过中药，以及玉屏风散、生脉饮、归芪冲剂等有止汗作用的中成药，药物几乎不间断，然汗不能止，最多也只是量少点而已。

诊见：面色不华，较实际年龄显得苍老，有时显乏力、气短现象。患慢性咽炎多年，咽部如痰黏附，干咳不爽，但不渴饮，二便正常。视其咽部后壁滤泡满布，色深红，舌质红，无苔，脉细数。据症本案辨为阴虚盗汗。

洋参8克	朱麦冬15克	五味子10克	黄芪16克
玄参15克	生地15克	知母12克	乌梅5枚
红枣5枚	煅牡蛎18克	甘草6克	

5剂。另外，用五倍子20克研末，每晚以少许醋调成糊状敷肚脐。

3月25日二诊：患者诉用药当晚汗出甚微，第二夜便没有出汗，现咽部也较以前清爽，求再治。患者舌、脉象同前，盗汗虽止，阴虚未复，仍予滋阴之剂巩固之并兼顾咽疾。

洋参8克	麦冬15克	五味子10克	玄参15克
生地15克	知母10克	枸杞子15克	甘草6克
煅牡蛎18克	浙贝母10克		

5剂。

至2014年5月随访，患者诉盗汗及喉痹愈后未再发作。

【按】盗汗多因阴虚而致内热蒸迫，阴津外泄。该患者原有慢性喉痹，本属阴虚为患，后值绝经期，其阴更虚，于是夜夜出汗，而汗出津泄又加重阴虚，如此形成恶性循环。对于本病的治疗，轻而单纯者，我常用生脉饮加黄芪，或再加枣仁煎水当茶饮，以止汗和保健并举；伴有实火者，我才选用当归六黄汤加减。该患者除了脉象和舌象显示有内热外，内火症状不显，所以选用生脉饮加生地、玄参，方内又包含增液汤，再加黄芪、知母，共同达到益气固表、增液滋阴、敛阴止汗的作用。用牡蛎不仅敛汗，合玄参还可软坚散结治喉痹，后加浙贝母亦为此。

口渴证

丁某，男，71岁，合肥市，2009年10月21日初诊。

患者诉渴饮2月余，夜间要起床喝三四次水，在多家医院反复检查，均查不出相关疾病和原因，只好冠以"干燥综合征"，以液体输注治之。日间输液时口中感觉尚可，到晚上便如故。近已连续输液7天，花去千余元，病情无明显改善，院方延余诊治。

诊见：面容清瘦，饮食尚可，大便稍干但可顺利排出，小便正常，无宿疾。查血压正常，舌红瘦，舌苔几无，脉细数。据症本案辨为胃阴不足，治以养阴增液，予增液汤合生脉饮加味。

玄参30克	生地20克	麦冬20克	党参15克
五味子10克	石斛10克	知母10克	乌梅10克
黄连5克	生石膏30克		

7剂。

第4天一女子来找我看病，谈及其父服我3剂药后渴饮已止，打算留3剂药等发作时再用。

【按】本例为年迈津亏，患者鼻、目不干、不像是干燥综合征。

睡眠中咬舌

金某，女，80岁，2010年8月22日初诊。

患者睡眠中将舌咬伤，有时一夜咬伤2次。自诉在2年前也同样发作过，曾服我开的中药5剂而愈。现又发作数次而诊。

诊见：患者形体素胖，虽年迈体质尚健，血压、神志、饮食均正常，无宿疾，舌质淡白，舌苔薄白，满口多津呈水滑样舌，脉濡缓。以涤痰为主试治之。

姜半夏10克　茯神15克　　胆星8克　　橘红8克
菖蒲15克　　郁金10克　　枳实10克　党参10克
白术10克　　炙甘草8克　薄荷6克　　生姜3克
红枣3枚

上药服5剂而愈，随访3年未发作过。

【按】该症书中无载，2008年时所诊也是随证开了一方，未予记录，也回忆不起来当时的立意及用何方药而获效。本次就诊，临床也仅显脾虚湿盛之候，无他症可辨、可参，只能推测因为患者年迈，身体各方面因衰老而反应迟钝或互不协调，以致在深沉地睡眠中咬舌，近似痰迷为患，虽无明显痰证之候，也只有从涤痰醒脑立治以试之，所以选涤痰汤加减。方中加薄荷并非为祛风，乃取其有辛香兴奋作用而醒脑提神。

痹证

例一　汪某，女，38岁，1986年11月27日初诊。

患者初起病时右肩疼痛，以止痛膏敷贴，痛止后，又出现左上肩及左大腿处疼痛，今已持续30天，不能直立行走。

诊见：膝关节轻度肿胀，体消瘦，纳呆，二便正常，舌苔白腻，脉濡。X线摄片示：关节内似风湿病变。诊为偏风湿型痹证。

独活 15 克	桂枝 10 克	防风 10 克	秦艽 10 克
细辛 5 克	当归 10 克	川芎 10 克	川牛膝 10 克
防己 10 克	苡仁 20 克	苍术 10 克	乳香 8 克
没药 8 克	炙甘草 10 克	徐长卿 10 克	威灵仙 10 克

5 剂。

12 月 4 日二诊：患者家属代述：疼痛止，已能行走，只是不思饮食，请开方药。乃予前方去乳香、没药、细辛、徐长卿、川芎，加党参 15 克，白术 10 克，砂仁 6 克，神曲 15 克，山楂 15 克。患者服数剂后而愈，也未再复发。

【按】风、寒、湿三气杂至合而为痹，在临证时又各有所偏。本例偏风和湿，故相应地重用祛风胜湿为治。

例二　包某，男，39 岁，2011 年 8 月 3 日初诊。

患者有痛风发作史，并伴高血压、高脂血症、脂肪肝等病，因不耐秋水仙碱的副作用，一般靠解热止痛药维持。半月前患者双腿疼痛加剧。1 周前左踝关节逐渐红肿焮热，痛不可触，加量服用止痛药和其他治疗性的西药，肿痛依然。查血压 164/110mmHg，尿酸 548μmol/L。患者要求改用中药治疗。

萆薢 15 克	泽泻 15 克	汉防己 10 克	茯苓皮 20 克
苍术 10 克	生黄芪 20 克	地龙 10 克	荆芥 10 克
威灵仙 10 克	海风藤 15 克	川牛膝 15 克	当归 10 克
丹皮 10 克			

5 剂。

8 月 10 日二诊：患者诉腿痛略减轻，踝关节仍红肿，血压 150/105mmHg，更方如下：

草薢15克　　泽泻15克　　汉防己12克　茯苓15克
苍术10克　　黄芪20克　　地龙10克　　威灵仙15克
川牛膝15克　豨莶草15克　车前草15克　五加皮15克
当归10克　　丹参15克　　丹皮10克　　忍冬藤20克
7剂。

8月21日三诊：患者诉腿已不痛，踝关节也肿消痛止，但右肋下肝区隐隐作痛，血压140/90mmHg。更方如下：
草薢15克　　泽泻15克　　苍术10克　　防己10克
黄芪15克　　车前草15克　川牛膝10克　五加皮15克
威灵仙10克　地龙8克　　　丹参15克　　郁金10克
白芍15克　　生山楂20克
7剂。

患者服完药后查见：血压134/88mmHg，尿酸440μmol/L。患者停服中药，直至12月份病情稳定。

【按】痛风为现代医学病名，系人体嘌呤代谢紊乱所致之病。根据患者的临床表现，本案在中医属于痹证范畴，其病因病机为过食高粱厚味致湿热内蕴，兼外感风邪，侵扰经络。初起多为湿热浸淫，反复发作，后期可导致瘀血凝滞，络道阻塞，形成关节畸形或僵硬。

本例初期为腿痛，继之踝关节红肿热痛，呈湿热壅滞之象，类似中医学之热痹。所以治疗用重剂利湿清热，佐以祛风活络，后来肿消痛止，便略减利湿之品加入疏肝之药以顾其肝区不适。该患者无水肿之象，之所以利水湿之品既重而又贯穿始终，一因患者伴有高血压、高脂血症、脂肪肝多疾，取防己、地龙可以祛风、利水、降血压，黄芪、泽泻既利水降血压又具保护肝脏之功，泽泻还有降胆固醇和改善肝脏脂肪代谢的作用；再因现代医学认为，痛风的发病与尿酸代谢失常有关，利尿排酸亦是治疗原则中的一项。

根据现代药理研究指出，络石藤所含的黄酮苷对尿酸合成酶有显著的抑制作用而能抗痛风，所以若治此病，宜将海风藤改为络石藤更适合该病，后来我曾建议痛风患者每日用此药20~30克泡水当茶饮。还有方中的地龙一药，因其性寒清热，能通络止痛，尤其适合热痹之候，而且地龙又有持久降血压的作用，为本病例的适证之药，但因含有嘌呤成分，似与本病现代医学之病因相悖，故建议能不用则不用。

例三 郑某，男，52岁，头陀区平等乡农民，1988年1月22日初诊。

患者3个月前先出现腰骶疼痛，后转至双膝及左肩关节肿痛，经治疗月余后腿部肿消，但双膝关节已僵屈不可活动。现已卧床3个月，肩关节仍微肿而痛，活动不便，故入院求治。

诊见：精神萎顿，语不接续，面色㿠白消瘦，左手臂下段皮肤呈斑片鳞屑状脱落，手臂、大腿处大肉瘦削，双膝关节如鹤膝，左腿屈曲不过90°，伸不过110°，右腿只能在130°~140°间活动，四肢欠温，皮肤枯燥，舌质淡，苔薄，脉细弱。诊为气血两亏之痹证，治予益气养血、温经通络，方予黄芪桂枝五物汤合阳和汤加减。

炙黄芪20克 桂枝10克　白芍15克　　当归10克
熟地20克　　白芥子10克 炙麻黄6克　　炙甘草8克
鸡血藤20克 党参15克　　白术10克　　牛膝10克
寄生15克　　独活15克　　生姜5克
鹿角胶15克（烊入）
3剂。

1月25日二诊：诉药后身得微汗，左肩肿消痛止，双腿自觉转温，活动度有所增加。将前方去麻黄、芥子，加细辛5克，3剂。

1月28日三诊：患者精神转佳，面色及皮肤转润，自觉体力增强，关节灵活，右腿用力伸直可接近正常，后弯可达90°，左腿可伸至150°～160°，要求出院带药回家调治。我考虑患者病程太久，非短期可恢复，故嘱患者回家要一边服药一边加强锻炼和营养。方药如下：

炙黄芪20克　当归12克　　桂枝10克　　白芍15克
川乌6克　　　熟地20克　　鸡血藤20克　牛膝10克
寄生15克　　独活10克　　细辛5克　　　党参15克
白术10克　　仙茅10克　　苡仁20克　　炙甘草8克
鹿角胶15克

7剂。另予国公酒1瓶，每与汤药同服30毫升。

10天后其子往医院更方取药，云已可扶物挪步缓行。如此两次，后询及可从事一些农事。

【按】从本例发病先为肩、膝多处关节肿痛，后则僵硬不可屈伸，极度消瘦的临床表现来看，类似《金匮要略》所述的"历节病"，即今之痹证。患者患病日久，气血阴阳俱虚，筋脉肌肤失养，以致大肉瘦削、皮肤枯燥脱屑、筋脉挛缩而僵屈，故一直以益气血、温经通络立治，所以选《金匮要略》治血痹之黄芪桂枝五物汤合具有温阳补血、散寒通滞之功的阳和汤加减。阳和汤虽为外科阴疽病而设，对于他科疾病，只要证与方药相适，亦可选用。

例四　储某，女，56岁，2002年11月6日初诊。

患者患硬皮病已7年，以前一直当作风湿病治疗，2年前在省立医院确诊，查类风湿因子阳性。

诊见：双手皮肤、肌肉萎缩，紧附骨骼，手指僵屈不可活动，并伴阵阵抽痛，畏寒肢冷，面部似木偶像一般无表情，双手背及面部皮肤光亮、厚硬，对冷热反应迟缓，形体瘦，舌淡苔白，脉沉细。据症本案辨为气血亏虚不营，阳虚寒凝痹阻。治予补益气血，温经通络。

熟地20克　　当归15克　　黄芪15克　　桂枝15克

川乌8克　　灸麻黄6克　　白芥子15克　灸甘草10克

鸡血藤20克　徐长卿10克　赤芍15克　　制马钱子1克

鹿角胶15克（烊入）

5剂，每剂连煎3遍，混合3煎药后再分3次服。

药酒方：

炮鹿筋40克　鹿角片40克　苁蓉40克　　巴戟天40克

人参40克　　黄芪40克　　当归50克　　枸杞50克

肉桂30克　　灸甘草30克

上药以50°以上白酒2000克浸泡半个月以上沥出，每次饮用20～30毫升，每日2次。

2003年1月10日二诊：患者诉中药服完后手已不疼，活动度有好转，后即饮药酒巩固治疗。现体质亦好转，要求再服中药和药酒。更方如下：

当归15克　　川芎10克　　川牛膝10克　桂枝15克

威灵仙10克　黄芪15克　　灸麻黄6克　　川乌8克

鸡血藤20克　千年健10克　徐长卿10克　细辛5克

灸甘草8克　　制马钱子0.7克

5剂，煎服法同前。药酒方中的主药同前。

此后患者一旦出现手疼痛就服上述中药，因夫妇皆嗜酒，且其夫患有腰肌劳损、坐骨神经痛，故经常配药酒方同饮之。此患者一直到2006年我退休失访。

【按】硬皮病为现代医学之病名，病因不明，常与红斑狼疮、类风湿关节炎并发。本案因皮肤萎缩硬化而致肢端僵屈，形似类风湿关节炎后期的症状，所不同的是类风湿关节炎者皮肤光亮厚硬。中医认为本案系皮痹，故按痹证论治。前方系阳和汤合乌头汤加味而成。因该病顽固，故而用马钱子以疏通之。

例五　肖某，女，31 岁，2011 年 6 月 30 日初诊。

患者因腰痛，呈渐进性加重，直至不可站立而往安徽医科大学第一附属医院查治，经诊断为腰椎间盘突出症而收住院治疗。半个月后症状如故而返家，又调治 1 周，现腰部仍僵痛，并连及左腿不可活动，一直卧床不起，浑身乏力。故患者家属求我为其中药治疗。处方如下：

当归 10 克　　川芎 8 克　　川牛膝 15 克　白芷 10 克
骨碎补 10 克　徐长卿 10 克　威灵仙 12 克　仙灵脾 15 克
仙茅 10 克　　黄芪 15 克　　党参 15 克　　制乳香 8 克
制没药 8 克　巴戟天 10 克　炙甘草 8 克　制马钱子 0.7 克

7 剂。每剂药连煎 3 遍，混合 3 煎药后再分早晚 2 次服用。

7 月 9 日病家来电话，诉患者疼痛基本消失，可以下床活动，要求继续治疗。处方如下：

当归 10 克　　川芎 8 克　　川牛膝 15 克　骨碎补 10 克
威灵仙 12 克　仙灵脾 15 克　仙茅 10 克　　巴戟天 10 克
徐长卿 10 克　黄芪 15 克　　党参 15 克　　熟地 15 克
杜仲 10 克　　炙甘草 8 克　三七粉 6 克（吞服）

7 剂。嘱每天早、中、晚在床上做游泳的姿势和动作 10 ~ 20 分钟。

7 月 18 日患者的丈夫来电话，诉除腰椎突出处的局部重压时有微痛外，腰、腿正常活动时已毫不觉痛，全身状况亦康复如常，已从事日常劳作，要求再从增强体质方面给予方药巩固。我思以补肾强筋健骨而施之，处方如下：

仙灵脾 15 克　　　　锁阳 10 克　　　　熟地 15 克
鹿角片 12 克（先煎）山茱萸 10 克　　　人参须 10 克

| 炙黄芪15克 | 怀牛膝15克 | 炙甘草8克 |
| 当归10克 | 威灵仙10克 | 鸡血藤20克 |

10剂。

【按】腰椎间盘突出症是通过现代医学仪器检查而得出的一种腰腿痛的疾病，为生理因素与物理因素综合作用于人体而患病。中医对于此病也主张理疗或手术治疗，所以用中药治疗通常也只是活血止痛以暂疗之。该例连续应用中药治疗，当患处痛止后，嘱患者自己做游泳动作（即腹部贴床，上下身反复抬起），以期使突出之椎间盘复位和加强腰背肌的力量，结果收效良好。

痿躄

王某，女，26岁，1996年7月30日初诊。

患者于半月前下水田劳动后便觉下肢皮肤麻木不仁，有时疼痛，后逐渐上行至腰部，随即双腿不能自行支配。患者于7月29日前往县医院查治，诊为急性脊髓炎，要求住院治疗。因患者经济困难，故其夫背往我处求方药回家治疗。

诊见：面色㿠白，双腿微肿、麻木、弛软不能支配，关节处时有疼痛，全身重着，脘痞纳呆，四肢欠温，下肢尤甚，舌淡，苔白，脉濡缓。此乃水湿之邪内侵，浸淫筋脉，阻滞气血而致，治予通络逐湿。

牛膝15克	秦艽10克	独活15克	防己10克
苍术10克	茯苓15克	苡仁20克	地龙10克
当归10克	鸡血藤20克	细辛5克	甘草8克
桂枝10克	仙茅10克	川乌6克	

7剂。

8月11日二诊：家属代诉：肢肿已消，已不疼痛，可扶物缓行，但仍麻木。更方如下：

锁阳15克   牛膝10克   细辛5克   当归15克
川芎10克   仙茅10克   鸡血藤20克   桂枝10克
千年健10克   川乌4克   黄芪15克   炙甘草8克
苡仁20克   制马钱子0.6克

7剂。每剂药连煎3遍，混合3煎药后再分3次服。

后询患者已愈。

【按】"独取阳明"乃古今治痿之法则，本人认为这应是指在痿证后期，肌肉瘦削、筋脉挛缩者而言，因为在疾病进展期往往是痹、痿并见。本例即是先因水湿痹阻筋脉而致瘫软不用，言痿而尚未痿。该患者初诊时所表现的是着痹之征，所不同的是下肢已瘫软不用，而且只见寒湿而无湿热之象，故在治疗上加上温经通络之品，此所谓"有是证则用是药"。

强中

胡某，男，55岁，2000年6月2日电话求诊。

患者系我老家敬老院一痴呆鳏夫，阴茎勃起两日两夜不萎，拍打、针刺至出血仍坚挺如故，哭闹不止，烦躁欲狂，弃裤在外奔跑，然当地医生皆说未曾见过此类病症，不知如何治疗。于是院长电话求助于我，向我诉说上述情况，叫我为其配取速效之药。此乃相火过旺加之患者一生未婚，满而无泄之故，唯泄其火。

龙胆草10克   山栀10克   黄柏10克
知母10克   丹皮10克   生地15克
玄参20克   木通10克   泽泻10克
甘草6克   生大黄15克   芒硝15克(冲)

晚上院长电话告知，患者一服泻后而痿。

【按】本病的病因一为肝经实火，二为肾阴不足而相火相对亢盛。肝经实火者治以清泻肝火，方选龙胆泻肝汤；相火过旺者治以滋阴降火，方如大补阴丸、知柏地黄汤之类。本例因为未诊视患者，即取两种方法兼顾而配方药。用芒硝、大黄取泻，乃思前阴勃起，尿必不畅，火出自缓，唯从后面驱之。

男性不育症

宋某，男，27岁，庐江汤池人，2014年12月24日初诊。

患者婚后2年未孕，9个多月前夫妇双方到安徽医科大学第一附属医院生殖科查治，经检查为精子活动度低下，不活动精子88%，活动精子5%，于是服用该科开出的药物进行治疗。服药4个月后，再次前往复查，报告显示不活动精子95%，活动精子仅占2.5%，患者见治疗后精子活动度反降便未再治疗。

诊见：患者经常盗汗，大小便有热涩感，手足经常发凉，性生活每月三四次。视其舌质偏红，脉弦细。据症本案辨为肾阳肾阴皆不足，伴下焦湿热。治疗先清下焦湿热，后阴阳并补。

先服方：

龙胆草10克	山栀10克	生地20克	黄柏10克
知母10克	丹皮10克	泽泻10克	生黄芪20克
怀牛膝10克	当归10克	生甘草8克	

7剂。

后服方：

制首乌18克	熟地20克	枸杞15克	女贞子15克
菟丝子15克	仙灵脾18克	仙茅10克	鹿角片15克
玄参15克	盐炒黄柏10克	知母10克	炙甘草8克

15剂。

嘱：先服方每日1剂，每剂煎2遍分早晚服；继之服后服方，每剂煎3遍，混合后再分服，前1周每天1剂，后可改为

2 剂服 3 天。服完后再做 1 次精液检查。

2015 年 3 月 8 日患者电话告知因忙又逢春节，今日上午才去复查。检查结果为：不活动精子 66%，正常活动精子达 11.9%。

【按】中医书籍无载男性精子异常，本病又系隐私之疾，所以我治之不多，对该症只有自己推理的治疗思路，没有实际治疗经验。我的思路是：无精和精子过少者除了输精管阻塞、畸形外，应是生产不足，责之先天；死精症和活动率低下者，说明精子生成的功能是正常的，只是生存环境不适应，生成后便死亡或濒临死亡，这种情况若非患者接触了有毒物品（毒品、药物、放射线等），便为内在湿热熏蒸所致。该例湿热之象虽不甚，仍予龙胆泻肝汤加减以清下焦湿热。因其有烦热盗汗之阴虚证，又有四肢末欠温、性欲低下之阳弱证，所以继之以首乌、熟地、枸杞、女贞子补阴，二仙（仙茅、仙灵脾）、菟丝子、鹿角片补肾阳，并加用玄参、黄柏、知母偏重于滋阴清火，以期为精子制造一个"冷静"的生长、生存的内在环境。

外科篇

肉瘿伴心悸

徐某，女，46 岁，2002 年 4 月 4 日初诊。

患者患甲状腺功能亢进多年，用他巴唑治疗后病情已稳定，现仍在维持治疗中。近几日患者又出现胸中憋闷，悸动不安，心慌气短，面色不华，颈前可触及一 5cm × 5cm 大小之包块，光滑，可移动，无压痛，舌红苔白，脉促。听诊：心率 108 次/分，频发期前收缩。此为肉瘿之伴发症。治以化痰软坚、活血舒郁。

海藻 15 克	牡蛎 15 克	浙贝 10 克	香附 15 克
橘皮 10 克	半夏 10 克	当归 10 克	川芎 10 克
丹参 15 克	党参 15 克	玄参 15 克	朱茯神 15 克
磁石 30 克	郁金 10 克		

5 剂。

4 月 9 日二诊：诉胸闷、心悸均有好转，脉息变缓，仍有中止，心率 88 次/分，还有早搏现象，更方如下。

海藻 15 克	夏枯草 15 克	浙贝 10 克	半夏 10 克
橘皮 10 克	当归 10 克	川芎 10 克	瓜蒌皮 15 克
薤白 10 克	桂枝 8 克	党参 15 克	黄芪 15 克
磁石 30 克	丹参 15 克		

5 剂。

【按】上两诊皆以海藻玉壶汤加减，海藻玉壶汤是治疗肉瘿的代表方。他证系心动过速伴早搏，为该病常见的一个伴随症状，二诊时合瓜蒌、薤白、桂枝温通心阳，磁石重镇安心神。

子痈

例一　王某，男，34 岁，1978 年 10 月初诊。

患者左侧睾丸逐渐肿大已 3 年，至医院查治，西医建议行睾丸摘除，患者畏惧而求我治疗。诊见左侧睾丸呈扁平状肿大，如同两个并列粘连在一起，并与阴囊皮肤粘连不可分离，质地坚硬，表面可触及粟米状高低不等的多个小硬结，阴囊肤色正常，重挤压时微疼，站立、行走时有重坠感。治以解毒消肿，化痰散结。

金银花 18 克	连翘 10 克	天花粉 10 克	赤芍 15 克
当归 10 克	皂角刺 10 克	炮山甲 6 克	浙贝 10 克

白芥子 10 克　　煅牡蛎 15 克　　川楝 10 克　　　橘核 15 克
甘草 6 克

5 剂。

此后患者不见复诊，数月后，带家人看病时述及该病，谓仅服 5 剂药后愈。

例二　胡某，男，43 岁，2002 年 7 月 16 日初诊。

患者诉 3 天前出现阴囊坠胀，仍从事劳动，后觉疼痛加重，甚至不能劳作，现行走都要以手托之，否则坠胀疼痛难忍，摸之睾丸肿大。

诊见：阴囊左侧偏大，触之左侧睾丸肿大，质硬，按压疼痛加重，推移能活动，阴囊皮肤正常。询及近几日小便热涩不舒，大便尚正常，舌红，苔白稍厚，脉稍数。据症本案诊为湿热下注之睾丸炎，治予清利湿热。

龙胆草 10 克　　山栀 10 克　　黄芩 10 克　　黄柏 10 克
柴胡 10 克　　　赤芍 10 克　　连翘 10 克　　车前草 10 克
泽泻 10 克　　　木通 10 克　　橘核 15 克　　荔枝核 15 克
生甘草 6 克

3 剂。

1 周后带其妻来看病时询及，谓服 2 剂后就肿消痛止。

【按】临床多年，由于我看外科病较少，所以当年对例一患者实在是没有任何把握，处以解毒消痈、行气活血散结一方以应付之，未料竟愈。医事比世事更难预料，常常有时自以为辨证准确，方药精当，心想必能药到病除，结果却非所想；而有时的"拼凑应付"却往往又能随药而愈。所以我临证从不讲"保证""包愈"之类的诳语。例二的辨证与治法是根据内科理论推导的，取龙胆泻肝汤加减治之也取得了满意的效果。

我在整理这两个病案时，查看中医外科书籍，方知此病中医名子痈。例一为慢性子痈，类似西医之睾丸（附睾）结核，书中所用方药与我所用大相径庭。例二为急性子痈，其治法与我所取差不多，但方剂为《外科全生集》之枸橘汤（枸橘、川楝、秦艽、陈皮、防风、泽泻、赤芍、甘草）加减。

不涉其科，不知病名，方不同，药有异，而能获效的原因，便是我在前文中一再强调的要学好中医基础和内科。中医学术本来就应在整体观念和辨证论治的原则下自由驰骋。正因为如此，自《内经》成书至明朝才有那么多医学著作问世。所以，我主张在自己的学术小天地里应大胆探索，小心求证。学说总是由人创立的。

卵子瘟

汪某，男，32岁，2002年7月8日初诊。

患者1周前患腮腺炎（痄腮），现腮部肿胀渐消，左侧睾丸又逐渐肿大、疼痛、发热2日。诊见左侧睾丸约为右侧的2倍大小，压痛。本病为病毒性腮腺炎并发睾丸炎，治以清热解毒兼泻肝火。

龙胆草10克	山栀10克	黄芩10克	板蓝根30克
柴胡10克	车前子10克	泽泻10克	木通8克
当归10克	赤芍15克	川楝10克	橘核15克
生甘草6克			

3剂。

服2剂后患者热退，痛止，之后痊愈。

【按】中医认为，本病发生的病机是绕耳之足少阳经脉与络阴器之足厥阴经脉互为表里相传所致，所以用龙胆泻肝汤泻肝经实火，加川楝、橘核行气止痛，重用板蓝根以清疫毒。西医认为，腮腺炎病毒好侵犯成熟之生殖腺体，所以成年人患此疾时，男的多并发睾丸炎，女的则并发卵巢炎，而且有可能终生不育。

粉刺

孟某，女，23 岁，2011 年 9 月 1 日初诊。

患者面部生粉刺多年，曾多次求医和自购药物进行治疗，然增生不止。近来粉刺急速增多，融合成片而求中药治疗。

诊见：双面颊及额头处无数红疹已连成一片，只是高低、大小不等，边界不清楚，每块红疹边缘还有多个散在独立疹，其高于皮肤处因摩擦而微痛，平素月经量多。视其舌质红，舌苔薄中黄，脉稍数。治予清热凉血。

生地 15 克	玄参 15 克	丹皮 12 克	紫草 10 克
赤芍 15 克	连翘 10 克	桑皮 15 克	黄芩 10 克
土茯苓 15 克	白蒺藜 15 克	白鲜皮 10 克	地肤子 15 克
枇杷叶 5 片			

7 剂。

9 月 18 日二诊：诉首诊服药后红疹渐消，后来仅见几个较大的陈旧疹，余已消退。于是于 9 月 8 日与家人去外省看望外婆并旅游 1 周，因日晒和饮食不节，归来时又开始出疹，现红疹又较多。诊见原来的地方又有红疹隆起，但不大，也还未融合成片。处方如下：

生地 15 克	玄参 15 克	丹皮 10 克	紫草 10 克
赤芍 15 克	连翘 10 克	桑皮 15 克	黄芩 10 克
白蒺藜 15 克	白鲜皮 10 克	天花粉 10 克	山栀 10 克
生山楂 20 克	枇杷叶 5 片		

7 剂。

嘱：用温清水或淡皂水经常洗面部，不要搽美容增白类的物品，不要用手挤压局部，少食辛辣、油腻的食品，可以运动使汗出，但避免日晒。

诊余絮语

【按】粉刺为男女青春期多发的一种皮肤疾患。此方是我根据《医宗金鉴》中的"枇杷清肺饮"（人参、枇杷叶、黄连、黄柏、生甘草、桑皮），加入了凉血之品和生山楂，减去了甘草。之所以减去甘草，是因为我见过有人用日本产的甘草提取物治疗该病，不但面部粉刺不消退，还发展到背上，我想纵然制剂有别，份量悬殊，也不至于出现如此变证，说明甘草对该病应是无利之物，故去之。之所以加山楂，则是为了消脂。

脱发

2013年我外孙女出现散在性脱发，且逐渐加重，每日晨在枕头上可拾取数十根落发，因见其落发严重，打算试治。询及无其他任何不适，舌、脉皆正常，小学生亦无学习、生活上的紧张和忧虑，体健略胖，发色乌黑油亮。据此组一方取药5剂试服之。5剂药服完后，每日枕头上仅见落发数根，故又服2剂不见落发。

女儿单位同事脱发者亦多，听说此事后均要我将此方抄录给他们。因这原本是一例比较单纯的脱发，且患者是个孩子，所以我将原方按成年人的剂量设定抄录，并揣摩他人可能兼有的症状略行加减一并付之，供使用者随症酌情选用。处方如下：

制首乌15克　旱莲草20克　女贞子20克　枸杞子20克
生地25克　　白芍20克　　当归10克　　木瓜15克
川芎6克　　　杭菊10克　　黄芪20克　　生山楂20克。

加减：咽干、大便干结者，加玄参20克，知母15克；情志不舒致胸闷、乳房胀痛者，加醋柴胡10克，制香附20克；心烦失眠或多梦易惊者，加夜交藤、炒枣仁各15克，五味子10克，甚者再加朱麦冬20克，煅磁石40克；若毛发、皮肤枯燥者去山楂、川芎，加阿胶、龟胶各 15 克。

另嘱洗发时水温不可过热，不要用强力揉搓和使用过多的洗发液。

【按】原方的组成思路是：毛发扎根于皮肤上的毛孔之中，其牢固如否取决于毛孔的松紧程度。根据"热则气泄"，毛孔开，"寒性收引"，毛孔闭的道理，参照传统的养血祛风法，选取寒凉、酸涩之品以成养阴凉血、固表止脱之剂。方中何首乌、旱莲草、女贞子、枸杞子为传统的养阴补肾、生发美发之药；当归、白芍、地黄为养血药，发为血之余，且白芍性寒，味酸而敛，重用生地是为凉血，合前面的养阴之品使阴分充足，阳气不浮越而使毛孔紧缩。木瓜、川芎、杭菊三味是仿《医宗金鉴》治脱发的神应养真丹一方，因木瓜味酸涩而取之；川芎为性温活血之药，美发、生发可用之，从理论上讲，脱发者本不相宜，因其可开郁上行，故用少许以作引导药；菊花性凉祛风，用以替代原方中温燥之羌活。因患者头发油亮，用山楂以消油脂，且其味酸而可敛涩。黄芪为益气固表之要药，毛孔不固者正当用之。

脱发，因无躯体上的痛苦，临床医生研究的不多，然有不少人可因其导致心理上的痛苦。我偶得一方一效本不足取，因爱美之心人皆有之，特录于此供参考。

妇科篇

月经先期

夏某，女，33 岁，庐江县人，2012 年 8 月 19 日初诊。

患者 5 年来每次月经都提前 7~8 天，经期亦长达 1 周，有时量多，因治疗未见效而未再诊疗。今年以来出现面部褐斑，近 1 月来又出现手足心发热，心中烦躁，失眠多梦，故而求诊。

诊见：体形瘦小，面色红，双面颊红褐斑明显，小便、带下皆正常，大便干硬，舌质红苔薄，脉细而濡。据症辨为血热证月经先期，血热日久伤及心阴而致心烦失眠。决定先治失眠，佐以凉血活血消斑。

生地 15 克	玄参 15 克	朱麦冬 15 克	茯神 15 克
柏子仁 15 克	五味子 10 克	甘草 6 克	磁石 30 克
夜交藤 15 克	当归 10 克	丹皮 10 克	赤芍 10 克
白芍 15 克	生山楂 20 克	红枣 5 枚	

5 剂。

8 月 28 日二诊：诉烦热症状已除，已能正常睡眠，不再多梦。故按血热证治疗月经先期，予以清经散加减。

生地 20 克	白芍 15 克	地骨皮 10 克	青蒿 10 克
黄柏 10 克	丹皮 10 克	当归 8 克	柴胡 8 克
黄芪 15 克	甘草 6 克		

5 剂。

9 月 19 日三诊：

患者诉上药服 5 天后月经至，仍提前到来，经量较多，5 天后干净，大便仍较干硬，面色转润，褐斑已浅淡，隐约可见，舌质红，脉细稍弦。处方如下：

生地 20 克	白芍 18 克	地骨皮 10 克	黄柏 10 克
丹皮 10 克	知母 10 克	玄参 15 克	枸杞 15 克
黄芪 20 克	当归 8 克	红枣 5 枚	

5 剂。嘱经前 10 天开始服药至月经来潮。

11 月份患者来院，喜告知经治疗后 2 个月的月经周期恢复至 28 天，行经时间 4 天左右，经量正常。

【按】这是一例典型的血热证月经先期，其热可因素体阳盛或情志化火而来。热盛则迫血妄行，血妄行则阴愈虚阳愈盛，日久损及心阴，再加上热扰心神，导致虚烦失眠、多梦，为原病之发展。治疗按先急后缓的原则，先治烦热失眠，在养阴清热药中取具有凉血功能者以与主症相适，至于取生山楂相合乃为行血消斑，非为消食之用。本例初诊时脉细濡而不数，脉虽不符，其他症悉具，故舍脉从证。

月经后期

黄某，女，36岁，岳西县人，2012年4月20日初诊。

患者诉平素月经准时而至，月经周期一般为28～30天，亦无不适。近半年来月经逐渐推后至39天方至，伴经前和经期腹痛。平素乳胀，经期时胀痛更甚，难以忍受，4天前经净，现乳房仍胀痛。询及平时郁郁寡欢，胸闷，太息方舒，全身乏力，精神倦怠，带下甚微，大便经常干结不爽，小便有热感但尚清利，舌红边有齿痕，苔极薄，脉微弦。据症本案诊为肝郁气滞之月经后期，月经随郁滞之加重而渐次推后；郁久化火乘脾伤阴，是以症见乏力、大便干结。治予疏肝解郁，佐益气养阴。

当归10克	白芍15克	柴胡10克	白术10克
香附15克	川芎8克	枳实10克	丹皮10克
熟地20克	党参15克	炙黄芪15克	甘草6克
枸杞15克	山栀10克	薄荷6克	

5剂。

4月25日二诊：诉乳房胀痛减轻，胸闷较前为舒，乏力亦有好转，精神转佳。更方如下：

熟地20克	当归10克	白芍15克	川芎8克
香附15克	柴胡10克	郁金10克	山栀10克
党参10克	炙黄芪15克	枸杞15克	炙甘草8克

生姜 3 片　　　红枣 3 枚

7 剂。

嘱患者遇事想开点，多接触朋友、同学，有不愉快的事情可以跟友人倾吐或者发泄一下，不要闷在心中以致郁久生疾。

5 月 16 日三诊：诉 7 剂药服完后胸闷及乳胀消除，经期正好 30 天而至，此次月经来潮无腹痛，乳房亦不再胀痛，情志亦舒。现经净，无其他不适，大便仍干硬。诊其脉缓无力，舌嫩红，苔薄。治予益气养血，佐补肾阴。

熟地 20 克　　当归 10 克　　白芍 15 克　　枸杞 15 克
女贞子 15 克　玄参 20 克　　知母 10 克　　党参 15 克
炙黄芪 15 克　香附 15 克　　山栀 10 克　　柴胡 10 克
炙甘草 8 克

7 剂。

【按】此例为肝气郁结而致的月经后期。一二诊基本一法，即一面疏肝解郁，一面益气养阴，郁解后，不仅不适症状消失，月经亦如期来潮。后期予益气血、滋肾阴，一因有其证，再则滋肾亦即柔肝也。

月经愆期、痛经

李某，女，22，岳西县人，1998 年 3 月 22 日初诊。

患者患月经先后无定期，经来腹痛 4 年余。17 岁月经初潮，周期在 23～33 天内波动，经行前至经期少腹疼痛，经净方止，有时伴有小血块，疼痛得温稍减，故每以盐炒热熨之，或以艾叶煎水加红糖服之。因年内将出嫁方来求治。

诊见：体形略瘦，面色不华，舌苔白，脉沉微弦。据症本案辨为寒湿凝滞之痛经，肾虚之愆期。先予温经散寒治之。

当归 10 克　　川芎 10 克　　白芍 15 克　　党参 15 克
吴萸 6 克　　　肉桂 6 克　　　干姜 6 克　　　小茴 10 克

艾叶 10 克　　香附 15 克　　炙甘草 8 克

5 剂。嘱患者服药后待下次经净后再诊。

4 月 6 日二诊：患者云服完药后的第 5 日月经至，疼痛已不显，经量、经色正常，现已净 1 天余。询及平时有腰酸痛、夜尿多的症状，此肾阳偏虚，治予补肾气调理冲任。

熟地 18 克　　补骨脂 10 克　山药 15 克　　山茱萸 10 克

菟丝子 15 克　鹿角片 10 克　枸杞子 15 克　党参 15 克

当归 10 克　　炙甘草 8 克　肉桂 5 克　　胡芦巴 10 克

香附 15 克

7 剂。

【按】月经周期正常于否，从现代医学上讲取决于女性性腺分泌之激素及自我调节功能正常于否；从中医来讲，尤其是室女，因无产育之伤，若无他疾连累，多缘自于先天，故多责之于肾。本例自行经时起即时间无定期，并伴痛经，故先于《金匮要略》中的温经汤加减治其痛经，后以补肾佐温经养血以调其经。当寒湿去、精血充，便冲任调。

经期延长

蔡某，女，29 岁，合肥包河花园，2011 年 6 月 23 日初诊。

月经平素尚正常，自第 1 胎分娩恢复月经后，便出现经期时间延长，最少 7 天，多达 10 余天。本次月经自 6 月 11 日起至现在已 13 天，仍淋沥不尽，手足心时感发热，大便经常干结不爽，时觉心慌气短，全身乏力，口干心烦。视其形体瘦，舌质深红苔薄，脉细数。此乃阴虚血热伴气虚，治予益气养阴、清热止血。

党参 15 克　　黄芪 15 克　　麦冬 15 克　　生地 15 克

白芍 15 克　　青蒿 10 克　　黄柏 10 克　　黄芩 10 克

旱莲草15克　地榆炭15克　侧柏叶15克　煅牡蛎20克
阿胶12克（烊入）

4剂。

因患者为阴虚血热之体，嘱其血止之后即改用养阴凉血之品以根治之，后一直未见来诊。直至11月2日患者来诊，谓其服药后血止，他症亦好转，因畏服中药，后来又见每次月经都在4~5天干净，所以一直未再治疗。但是上个月月经又长至1周方净，故为防止下次月经再淋沥不断而求再治。现大便经常干结，手心发热，前两次行经时乳房作胀，胸闷，有时全身乏力，舌红瘦，苔极薄，脉细弦。此阴虚日久，致肝木失养之候。治予养阴清热，佐益气疏肝。

生地15克　　玄参15克　　枸杞15克　　黄柏10克
知母10克　　丹皮10克　　青蒿10克　　当归10克
香附15克　　白芍15克　　党参15克　　黄芪15克
炙甘草8克　　龟甲胶15克（烊入）

7剂。

【按】月经周期基本正常，行经时间达7天以上不净者称为"经期延长"。本病之发生总因冲任不固，见之临床又有阴虚内热、气虚、血瘀之分。该患者罹患经年，症见阴虚内热之象，是为内热蒸迫，血海不宁。再因行经时长，气随血耗而气虚又失固摄之能，以致此次行经10余日仍淋沥不净。根据"急则治标"的原则，先予益气养阴、清热止血之剂以断其流，待血止后再予滋阴凉血之剂以治本，否则将再次发作。果如所料，患者3个月后又复原状，所以后来预防性治疗重在滋阴凉血，以期从根本上消除内热。

月经过少

詹某，女，43岁，2012年4月19日初诊。

患者诉近 3 年来月经量很少，只需护垫即可，1 天时间即净，行经前和经后小腹疼痛，平时腰部酸痛，乏力，冬天特别怕冷，大便经常溏，饮食及情绪无异常。视其形体尚丰满，面色尚可，舌体胖大，舌中苔白厚，脉沉细无力。据症辨为脾肾阳虚，伴寒湿内凝。此值月经间期，治予温补脾肾。

肉苁蓉 15 克	补骨脂 10 克	鹿角片 15 克	制首乌 15 克
仙茅 10 克	枸杞 15 克	党参 15 克	黄芪 15 克
白术 10 克	炙甘草 8 克	肉桂 6 克	当归 10 克
香附 15 克	艾叶 8 克		

7 剂。嘱其经前 1 周复诊更方。

4 月 30 日二诊：自觉体力好转，近几天有点失眠。视其舌苔变薄，脉象同前，7 天后为行经期。更方如下：

鹿角片 10 克	补骨脂 10 克	首乌 15 克	吴萸 6 克
干姜 6 克	肉桂 6 克	苍术 10 克	香附 15 克
党参 15 克	炙甘草 6 克	当归 10 克	川芎 8 克
红花 6 克	艾叶 10 克	红枣 5 枚	

5 剂。

5 月 14 日三诊：患者诉二诊药服完后月经如期而至，经前、经后腹已不痛，首日经量较以前增加 1 倍以上，第 2 日同以前一样少，第 3 日基本干净。予首诊方再服 7 剂以巩固之。

【按】月经量少的发病机理有虚有实。实者多为冲任受阻，血行不畅，多因寒邪客于胞宫或肝郁气滞而致瘀阻；虚证总因冲任虚损，血海不盈，无血可下。虚证临床又有血虚与肾虚之分。《内经》认为，女子"六七，三阳脉衰于上，面皆焦，发始白"。当女子年届六七，已是由盛走向衰老的年岁，此时月经过少多责之于肾，培补先天当为其大法。该女子已过六七之年，月经过少且形寒便溏，应是肾阳偏虚兼脾阳不足，所以治予脾肾兼补。因患者还有经前经后腹痛的症状，考虑为阳虚寒凝的可能，故经前在温补脾肾的基础上加用温经散寒和活血之品，之后仍以补脾肾之法以充其生源。

闭经

张某，女，26 岁，2011 年 6 月 28 日初诊。

患者自 2009 年行剖腹产后常出现闭经，且无乳可哺。闭经时间短则 50 多天，经常 2～3 个月，最长一次达 5 个月，后用黄体酮促出。每次月经来潮量少，两天时间即净，经色黑，无血块，亦无腹痛。末次月经于 5 月 6 日来潮，2 天经净，至今未来，后经人介绍来诊。

诊见：闭经已 50 多天，先令患者做尿检排除妊娠。患者无痛经与经期乳房不适之症，饮食、二便正常，无畏寒，除有时腰酸、头晕和经常落发外，无其他不适。视其外形，略显清瘦，头发稀疏，面色尚可，舌质淡红，苔少，脉细而缓。据症分析，患者身体本不丰满，再加之妊娠养胎和产褥之伤，导致肝肾不足，精血匮乏，血无以生，胞宫无血可下而致闭经，治予补肾养血调经。

熟地 15 克	山萸萸 10 克	枸杞 15 克	山药 15 克
党参 15 克	黄芪 15 克	苁蓉 10 克	当归 10 克
川芎 8 克	白芍 15 克	菟丝子 15 克	
鹿角胶 12 克（烊入）		炙甘草 8 克	

7 剂。首 3 剂每剂加红花 8 克，香附 15 克，每日 1 剂。

另嘱，待本次月经来潮后 20 天左右再复诊。

7 月 24 日二诊：患者至 7 月 1 日将前 3 剂药服完后，下午月经即来潮，经量较以前略多，无任何不适。更方如下：

首乌 15 克　　　　熟地 15 克　　　　山萸萸 10 克

枸杞 15 克	菟丝子 15 克	当归 10 克
川芎 8 克	牛膝 12 克	人参 8 克
黄芪 15 克	炙甘草 8 克	鸡血藤 15 克
香附 15 克	鹿角片 12 克（先煎）	

7 剂。

嘱患者服完药后，若 8 月初月经未按时来潮，再来更方。后诉月经基本按期而至。

【按】该患者精血不足的症状并不太明显，但亦无导致闭经的寒湿、气滞、血瘀之征，所以本案辨为肝肾不足证，治以补肾养血，佐益气。首诊时因患者已闭经 50 余天，所以在首 3 剂中加入红花、香附，协同原方中之当归、川芎以行气活血。二诊时因患者月经按时来潮，所以只偏专补精血，血盈经自流。

不孕症

例一　许某，女，25 岁，1989 年 3 月 10 日初诊。

患者 20 岁结婚，婚后 1 年未孕，即四处求诊，诊治 2 年无果，后约我诊之。

诊见：患者身形偏娇小，胸部平坦，面色偏黄，16 岁月经初潮，月经周期 2～3 个月，有时需用黄体酮月经方来潮，经期 4～6 天，量不多。此次月经刚净 2 日，经潮时除腰部酸痛外，别无不适，亦无冷感，饮食、二便及全身均无异常，舌正常，苔薄白，脉缓稍细。患者之妹为侏儒症患者。本案辨为先天不足，无从受孕，法当培补先天，治以毓麟珠加减。

人参须 10 克	白术 10 克	山药 15 克	炙甘草 8 克
熟地 20 克	当归 10 克	川芎 8 克	白芍 15 克
菟丝子 15 克	肉桂 5 克	山茱萸 10 克	枸杞 15 克

鹿角胶 15 克（烊入）

7 剂。煎 3 次，混合 3 煎药分 3 次服，日服 2 次；另以胎盘片（代紫河车）2 瓶，与汤药同时服；乙烯雌酚每日 1 片（0.5mg），连服 20 片。

4 月 2 日二诊：患者诉月经在来院途中刚至。此次患者月经周期虽正常，但其先天不足，培补并非几日之工，嘱前方合胎盘片再服 7 剂，煎服法同前，余药不用。

此后患者一直未来就诊。直至 1990 年春，其夫携带一些礼品往我处致谢，方知已生育一男婴。

【按】对于该患者，从其月经稀发，第二性征发育不良这两点就可以断定其为先天不足。先天不足，无者不能生，有者不能化，一味活血调经，经从何来？所以治疗选毓麟珠，以山药易茯苓，加山茱萸、枸杞、紫河车、肉桂以气、血、阴、阳并补，待其体内物质充，功能兴，才有受孕的希望。

例二　汪某，女，28 岁，1991 年 1 月 12 日初诊。

患者 22 岁结婚，婚后 2 年未孕，夫妇双方曾进行检查，发现其夫正常，责在自己，经多方诊治无果。想到婚后多年不孕，生育无望，又忧家人有怨，患者常常郁闷不乐。近 2 年来月经由原来的 27～28 天一至渐次提前到现在的 20～23 天一至，经量中等，色黑，经前、经期乳房胀痛，少腹坠胀，手足心灼热，大便干结不爽。诊见患者形体不丰，舌瘦而红，无苔，脉细弦。本案先因肝气郁结而致不孕，郁结日久而化火，热迫血行，致月经先期，热甚伤阴故而又呈阴虚内热之候。当以疏肝清热，佐以养阴治之。方取丹栀逍遥散加减。

当归 10 克　　白芍 20 克　　柴胡 10 克　　丹皮 10 克
山栀 10 克　　生地 15 克　　地骨皮 10 克　青蒿 10 克

龟胶 15 克　　知母 10 克　　白术 10 克　　甘草 6 克

薄荷 5 克　　香附 15 克

根据患者月经 23 天一至的时间算，现距下次月经来潮还有 4 天，故令先服 5 剂，视本次月经情况再诊。

1 月 22 日二诊：本次月经于 1 月 19 日至，较前推后 4 天，接近原来正常时的时间间期，胸闷、乳房胀、手足心热均大减，大便软顺，经色鲜红。视舌面已有薄白苔，脉虚缓。药已中病，当巩固疗效并兼调补冲任，以期能孕。

当归 10 克　　白芍 15 克　　柴胡 10 克　　白术 10 克

丹皮 10 克　　山栀 10 克　　生地 15 克　　甘草 6 克

枸杞 15 克　　首乌 15 克　　青蒿 10 克　　龟胶 15 克

鹿角胶 10 克　山药 15 克　　香附 15 克

5 剂。

患者 2 月份停经怀妊，4 月份为其治疗恶阻，年终产一女婴。

【按】该患者因已对生育不抱希望，故求诊时的本意不在求嗣，只是希望改善月经先期和一些其他症状。在诊疗时，我怜其求嗣之望，想治好其现症，又试图顾及其不孕症，未想到现症愈时，其 5 年不孕之症也随之而愈。

对于不孕症的治疗，应内科、妇科综合辨治，如有内科、妇科疾患，应先将其治愈，再行论治不孕之候。治疗不孕时不应只从经验之肾虚、血虚、痰湿、肝郁中对证选方而忽略他疾，应根据患者的表现辨证论治。

例三　徐某，女，30 岁，岳西人，2005 年 5 月初诊。

患者 3 年前首次妊娠 2 个月时流产，后未再受孕，曾在当地及县、市级医疗单位查治，服过不少中西药，仍未受孕，故到我处求治。询及患者月经周期正常，除行经时腰部酸痛外，经色、经量均正常，带下亦不多，面色白而少华，比实际年龄显得缺乏青春活力，舌淡，脉偏弱。据症辨为精血偏虚，因此时距患者行经还有 10 余天，故先予补肾养血治之。

熟地 18 克　　白芍 15 克　　当归 10 克　　黄芪 15 克
鹿角片 12 克　山茱萸 12 克　枸杞子 15 克　菟丝子 15 克
炙甘草 8 克　　怀牛膝 10 克　苁蓉 15 克　　香附 15 克
肉桂 3 克

7 剂，经前服用，待月经行至第 5 日服用氯底酚胺，每日 1 粒，连服 5 天。

后一直未见患者复诊，至 2009 年 4 月我已退休 2 年多，一女性患者因取环 3 年未再孕，访到我家求诊，谓系徐某推荐，盖徐某述曾到我处诊治 1 次后第 2 个月即停经受孕。

【按】该女子就诊时，几乎无证可辨，疑因素不相识而故意隐瞒病情以试余之诊技，所以仅据其略显老的外貌和脉象而辨治，一次而孕亦属意料之外。

治女子月经不调或不孕症，不能一方通治。大体准则是活血行瘀应安排在经前（排除已孕的情况）几天，补益多安排在经后。反之则有可能打乱原有的月经生理周期。有人主张，调理月经按月经周期 30 天计算，予行经至 4～5 天时服补肾之品（偏阴、阳随证而定）1 周，继之服活血药 3～4 天，再服补肾养血之品以促黄体生成 1 周，后用活血通经之品 4～5 天以促经潮。因此，治疗时必须月月诊视，并随证变通。

习惯性流产

杨某，女，24 岁，1989 年 6 月 21 日初诊。

患者婚后连续流产 3 次，第 4 次在孕 6 月时又将流产，经当地医院行保胎治疗后，于孕 8 月时分娩一死胎，胎儿瘦小。现至今又 7 个月，未再受孕，并出现腰酸痛，经前尤甚，少腹有冷感，月经后期，经时少腹疼痛，气短乏力，舌苔白薄边有齿痕，脉虚缓。此象似肾虚冲任不固而致多次流产，使虚之更虚。治当首以益气养血调经，佐以补肾。

人参 10 克	黄芪 15 克	白术 10 克	炙甘草 8 克
当归 10 克	川芎 8 克	白芍 15 克	菟丝子 15 克
怀牛膝 10 克	山茱萸 10 克	首乌 15 克	肉桂 5 克
吴萸 6 克	香附 15 克	艾叶 10 克	

5 剂。

7 月 4 日二诊：诉上药服完后，腰痛、气短已愈，体力增强，后月经按期又至，经时少腹已不再疼痛，现月经方净。乃于前方去肉桂、吴萸、香附、川芎、怀牛膝，以熟地易首乌，党参易人参，加枸杞、鹿角片、龟胶，7 剂。并嘱立即采取避孕措施，2 年内不要怀孕。并将此方抄一份供其留存，嘱患者可间歇服用，特别是在怀孕后的 6 个月内，可每月服 5~7 剂。

1993 年春，患者足月顺产一健康男婴，此后又连生 2 胎。

【按】流产达 3 次者称习惯性流产，总因冲任不固而致。引起冲任不固的原因很多，要辨而治之，不仅仅是一味地补肾。再者，患此病者不可任其屡孕，也不能光依赖保胎，要间隔一定的时间，一来使患者各方面得到修复，再则望摆脱"习惯"二字。

写到此，想到 1975 年在家乡工作时曾诊一女，前已小产 3 胎，均系没有任何原因的羊膜早破。第 4 胎孕 6 个月时又羊膜早破，多方保胎也未保住。第 5 次怀孕时约我为其保胎后足月分娩。2004 年其夫到我处看病，问及家庭，说还是只有我为其保的一女，之后又三孕三流，直至经绝。由此我认为，靠保，纵然保住也只能保一，而"习惯"仍未摆脱，看来如何令其摆脱习惯更重要。

先兆流产

韩某，女，24岁，1989年10月18日初诊。

患者婚后1年内曾小产2次，后患经、带病，为其调治后，现已停经2个月。2天前阴道又流血，担心此次又将流产而就诊。

诊见：阴道流血，量不多，相当于渗出状，腰酸，四肢乏力，心慌气短，白带不多，大便干结，小便短涩不舒，舌淡而胖，边有齿印，脉虚数。据症本案辨为气虚血热之胎动不安，治以益气清热、补肾安胎。

制首乌15克	生地15克	枸杞15克	山药15克
桑寄生15克	党参15克	炙黄芪15克	炙甘草8克
续断10克	白芍15克	白术10克	黄柏10克

4剂。

患者服药后血止，胎安，于1990年5月26日产一男婴。

【按】本方取党参、白术、黄芪、炙甘草益气，生地、黄柏、白芍清热，首乌、枸杞、山药、桑寄生、续断补肾。本例能够成功安胎，对患者来说意义较大，因为之前曾经连续流产2次，如此次再流产将可能形成习惯性流产，则更难医治。

胎死不下

1990年5月，一郑姓女患者，38岁，患肺结核10余年，因其夫不爱怜，从未认真、规范治疗过，曾多次怀孕都因流产而告终。现又孕5个多月，因阴道流血水而往医院检查，经检查为死胎。该女以前曾多次住院，放射科医生说此人的肺脏很糟糕。现患者又极度消瘦，虚弱，并伴低热，产科不敢行引产手术，令其转院，其夫借故不肯。后来医生及家属要我定夺。因为我以前未曾用中药下过死胎，虽有方却不知可靠否。但此时情况紧急，情急之下开出一剂脱花煎（当归15克，川芎8克，车前子15克，川牛膝10克，红花6克，肉桂5克）加人参须10克，益母草15克试之。当晚服下药物，次日凌晨4时许死胎自行顺利娩出。

今回忆并如实整理此案，乃证明此方可行。

妊娠恶阻

方某，女，30岁，2002年6月19日初诊。

患者妊娠40天即出现恶心呕吐，现已孕3个月，期间屡服西药和输液，呕吐依然。现呕吐苦水，小便热涩，大便干，口干渴，饮之又吐，心慌气短，面容消瘦，舌红赤，无苔，脉细数。据症本案辨为肝火犯胃之恶阻，治以抑肝和胃、降逆止呕，佐益胃阴。

苏叶10克	黄连6克	橘皮8克	半夏10克
砂仁6克	竹茹10克	党参15克	麦冬15克
五味子8克	生姜3克		

3剂。煎后待冷，先频频呷服以防吐出。

6月22日二诊：诉服第2剂药时已不呕吐，现可食可饮，精神好转，小便亦清利，惟仍气短乏力。

党参15克	麦冬15克	五味子8克	玄参15克
生地15克	黄芪15克	砂仁5克	橘皮8克
生姜3克	红枣5枚		

3剂。

【按】该例为妊娠恶阻，首方为苏叶黄连汤加味。本病病因为肝热，又久吐伤津，故以生脉饮佐之。呕吐既止，乃予益气养阴之品善后。治疗妊娠恶阻无论何型何方，半夏、砂仁、生姜皆应选之，此乃止呕之要药。

有人认为，患者本就呕吐，再服中药或更吐，不如用西药注射。据我所见用西药注射大多无效，中药治疗该症自有其优势。为防患者将中药呕出，可用冷药少量频服，呕之再服，如此积少成多而获效。

子肿

王某，女，28岁，2002年7月10日初诊。

患者已孕8个月，半个月前自足开始至全身浮肿并逐渐加重。诊见面色㿠白，全身悉肿，双足肿胀，步履艰难，脘胀纳呆，舌淡胖，边有齿印，苔白，脉沉细，血压116/80mmHg。本案辨为脾虚失运，水湿内停，治以健脾行水。

党参15克	白术10克	黄芪15克	茯苓皮15克
腹皮15克	汉防己10克	橘皮10克	砂仁5克
炙甘草8克	姜皮6克	桂枝5克	

患者服4剂后愈。

【按】"子肿"即"妊娠水肿"，一些老者认为，此属正常现象，产后可自愈而不治。殊不知该病如任其发展，可致血压升高，并发产前和产后子痫而危及母婴生命，故不可忽视。上方为全生白术散加黄芪、防己、党参、甘草、砂仁，用少许桂枝温运脾阳以助行水。

产后发热

朱某，女，20岁，1984年3月30日12时初诊。

患者于1984年3月28日夜分娩时，正值外面刮6～7级大风，29日4时婴儿出生后约1小时，便觉全身发热，旋即灼热，心烦口渴，大汗出。上午先经当地赤脚医生用中药治疗，后又用西药抗菌消炎治疗后，其热不退，并伴少腹阵发性绞痛。

诊见：面容苦楚，恶热不寒（体温40.2℃），面色红赤，皮肤灼热，自起病一直汗出不止，汗出渍指，全身痛楚，心烦，口渴引饮，不思饮食，大便2天未行，小便灼热，量少色黄，脘腹胀满，小腹阵阵绞痛，少腹疼痛拒按，恶露甚微，语不接续，呼吸急促，呼气重浊，舌红，苔黄厚而干，脉虚大而数。

时值春分，临风新产，温热病邪乘虚而入，以致一开始即出现一派阳明里热之候。产后多虚多瘀，邪毒入胞与瘀互结，以致恶露几无、少腹绞痛。本案辨为邪毒夹瘀。治以清热解毒，泻下逐瘀，佐以益气养阴。以五味消毒饮合大黄牡丹皮汤化裁，另辅以益气养阴之品。

银花15克	蒲公英15克	地丁10克	丹皮10克
赤芍10克	黄连6克	桃仁10克	知母10克
生石膏30克	当归10克	甘草6克	
生大黄12克（另包）		芒硝10克（另包）	

上药1剂，以中药首煎液泡大黄、芒硝，待温顿服。

另取生晒参15克，玄参20克，麦冬20克，五味子10克炖水频频呷服。

至夜19时，患者排出水状大便，恶露已行，腹胀、小腹疼痛已减轻，傍晚时鼻衄1次，后自止，体温已降至38.6℃，并食少许蛋汤。

3月31日二诊：患者体温已降至37.2℃，大汗止，精神好转，乳汁已出，舌苔稍退，有津，鼻血复出。更方如下：

诊余絮语

银花 15 克	蒲公英 15 克	地丁 10 克	生地 15 克
丹皮 10 克	白芍 15 克	山栀 10 克	黄芩 10 克
藕节 15 克	知母 10 克	甘草 5 克	鲜茅根 1 把

1 剂。

4月1日三诊：患者诉鼻血昨晚已止，可食少许，但食后腹胀，自觉心悸，烦躁，体温 38.1℃。于上方去藕节、茅根，加橘皮、砂仁、生山楂，1 剂。另取人参 10 克，朱麦冬 20 克，五味子 10 克炖水频频呷服。

4月2日四诊：患者体温 37℃，大便通畅，腹已不痛，但食欲仍差，时自汗，口干不欲饮，手足心热。治予益气养血，育阴清热。

党参 15 克	黄芪 15 克	麦冬 15 克	白术 10 克
熟地 15 克	当归 10 克	白芍 15 克	知母 10 克
青蒿 10 克	甘草 6 克	砂仁 4 克	红枣 5 枚

2 剂。

4月4日五诊：患者热退已 3 天，诸症悉除，仅为体虚。同意本人要求，患者于中午出院。

【按】本例为产后发热之重症。产后本已亡血伤津，后又高热致大汗淋漓，若不顿挫其势，将气随津脱而危。患者本已腑实，又毒瘀互结而致恶露不下，治以攻下并逐瘀，合情合证，故一泻即衰其病势，此即谓"釜底抽薪""急下存阴"之法。因担心其不耐攻下，故以生脉饮频饮，既合其证，又可谓攻补兼施。

凡临床遇到重症，在辨证准确，理论依据充分的前提下，治疗要果敢，但亦应不失审慎。

人工流产后诸证

张某，女，25 岁，合肥包河区，2011 年 7 月 24 日初诊。

患者 20 多天前在医院行人工流产，术后住院 1 周后回家调养，但体质一直不能恢复，后又在临近的卫生服务站治疗 1 周，病情日重而转我处求诊。

诊见：心慌气短，语不接续，全身无力，面色㿠白，面部呈臃肿之状，日夜出汗，口渴引饮，大便干结不爽，数日来饮食大减，尤其恶油腻之品，唇甲色淡，舌嫩红无苔。诊其脉时觉患者汗出黏指，脉大而无力。据症辨为气阴两虚伴血虚，治予益气养阴养血并治。

生晒参 10 克	麦冬 15 克	五味子 8 克	黄芪 15 克
玄参 15 克	白芍 15 克	熟地 15 克	当归 10 克
白术 10 克	茯苓 15 克	炙甘草 8 克	橘皮 8 克
焦山楂 15 克	红枣 5 枚		

7 剂。

10 余日后其夫谓，患者服 2 剂药后出了 20 多天的汗已止，人觉得神清气爽，后来浮肿渐消，饮食有味，现已康复。

【按】该患者夫妇均系独生子女，家境优越，虽是人流亦当大产处置，术后治疗不停，补品用之不断，然患者仍虚弱至此，推之总因护理和治疗失当所致。在民间，有些风俗是不良的，如产后禁风，把产妇关在房中，丝毫空气都不透，导致产妇汗流伤津，久之气随津泄，导致气阴两虚；有的患者家属一味要求进食补品，导致过剩为害。该患者亦是亡血伤津，加之气候炎热，汗出过多，津伤尤甚，故应以生津养血之品调治之。根据患者和其夫所述，患者还注射了不少氨基酸、脂肪乳、能量合剂，结果反致病情加重，以致我得加用茯苓、山楂、橘皮以消导之。

崩漏

例一 项某，女，54 岁，2006 年 3 月 29 日初诊。

诊余絮语

患者诉月经已绝4年，4天前突然阴道流血如涌，后淋沥不止，故往县城约我诊治。考虑其经绝复来恐为他疾，令其往县保健院检查。经妇科和B超检查，排除宫腔与宫颈的其他病变后患者转回我处。

患者体质素健，50岁方绝经，此次下血之前无任何其他疾病和征兆。现觉得心慌气短，乏力，心中烦热，阴道仍在流血，血色鲜红，无血块，无腹痛，二便正常，舌质嫩红，苔极薄，脉细数。本案为阴虚血热而致血液失守，治予养阴凉血、益气固摄。

生地20克	白芍15克	地骨皮10克	黄柏10克
山茱萸10克	五味子8克	当归身8克	生晒参10克
白术10克	黄芪20克	甘草6克	地榆炭15克
煅牡蛎20克	阿胶15克（烊入）		

5剂。

5天后患者电话告知，服3剂药后血已全止，问我是否更方，我谓不必，再患再治，以后一直未发作。

例二　李某，女，39岁，2006年9月9日初诊。

患者6月份曾因阴道流血而诊，我按血热崩漏予清热凉血方3剂而愈，后月经正常。平时月经经期4天左右，此次月经5天后仍淋沥不止，至今已11天，少腹坠胀，伴阵阵作痛，按之痛剧，得温亦不减，血色暗红或紫黑兼有。诊见舌红，脉弦紧。据症辨为血瘀漏下，治予逐瘀止漏。

当归15克	川芎10克	红花6克
香附15克	丹皮10克	玄胡15克
艾叶10克	三七粉4克（分冲）	海蛸15克
煅牡蛎15克	地榆炭10克	

2剂。

9月11日二诊：诉第1剂服完后，出现下血量增多，伴多个小血块，之后少腹胀痛顿减，并且血渐渐减少，现已止。予八珍汤加减3剂以善后。

【按】崩漏，通常指女子在月经初潮至绝经期年龄段，非经期的阴道流血之谓。临床以血热、气虚居多。例一为绝经多年复崩，多见于胞宫方面有恶性病变而致，所以先令患者认真检查排除之。这样做并不是担心治之无效有损已誉，而是怕贻误患者的治疗时机而负疚终生。查无他病后，便据证选用生地、白芍、黄柏、地骨皮、山茱萸、五味子以凉血养阴，生晒参、白术、黄芪、甘草益气，地榆炭、煅牡蛎固涩止血，阿胶养阴止血，加少许归身引血归经。全方合而成为养阴凉血、益气固摄之剂。例二是因瘀阻致崩漏。对于该患者，我仅根据其漏下血水、少腹胀痛拒按便认为系血瘀所致，重逐轻止，血块出，其血也自止。

我临床诊疗时，在总体的分析、设计上尽量全面、深远；而据症辨证时，若症状和脉、舌不典型，或过于纷杂时，往往只抓住某一特有症状做出决断。患者的体质有强弱，病程有长短，不可能个个都跟书上所讲述的症状、脉象、舌象都一致，因此，为医者就不能为求全证据反而误诊、误治。

带下

王某，女，31岁，2004年4月8日初诊。

患者诉带下量多3年，妇科检查为宫颈糜烂，曾服抗菌药物与阴道冲洗月余，收效不大。现带下量多，质稠色黄，气臭，少腹坠胀，小便频数，色黄，舌红，苔白薄，脉细弦。诊为湿毒带下，治以清热解毒、除湿止带。

黄柏 10 克	山栀 10 克	赤芍 15 克	连翘 10 克
丹皮 10 克	银花 15 克	茵陈 15 克	泽泻 10 克
车前子 10 克	茯苓 20 克	川牛膝 10 克	香附 15 克
白芷 10 克	甘草 6 克	椿根皮 15 克	

7 剂。

4月23日二诊：诉白带变清白，无臭，小便频及少腹坠胀消失，但带量仍多。更方如下：

黄柏 10 克	白芍 15 克	丹皮 10 克	泽泻 10 克
车前 10 克	茯苓 20 克	白术 10 克	苍术 10 克
山药 15 克	芡实 15 克	白芷 8 克	甘草 6 克
煅牡蛎 20 克			

5 剂。

【按】带下病一般分为三型辨治，即：肾虚，治以温肾固涩；脾虚，治以益气健脾、升阳除湿；湿毒带下，乃由湿热之毒邪内侵、蕴酿而成，首当清其湿毒，使其不产生或少产生白带，不可见带多即用涩药止，待其湿毒除，方可在健脾胜湿之中少佐涩药。

腹痛

例一　汪某，女，41 岁，2006 年 11 月 12 日初诊。

患者诉经期或劳累后少腹胀痛，带下增多 2 年余，因平素有轻微痛经和带下较多，故而未在意。1 个月前出现左少腹胀痛伴带下量多，休息亦不减轻，往医院查治，诊为左侧附件重度炎症，用西药和中成药治疗 20 天，无甚效果，故约我诊治。

诊见：少腹坠胀连及腰骶，左少腹胀痛，按之或弯腰则加剧，带下量多，黄稠，小便热赤，舌红苔白，脉弦滑。本案证属毒瘀互结，治予清热解毒、活血化瘀。

银花 15 克　　蒲公英 20 克　　红藤 20 克　　赤芍 15 克

连翘 10 克　　当归 10 克　　香附 15 克　　莪术 10 克

玄胡 10 克　　黄芪 15 克　　白芷 10 克　　泽泻 10 克

生甘草 6 克

5 剂。

11 月 25 日二诊：诉腰骶部坠胀减轻，在不劳动及不按压的情况下左少腹已不觉疼痛，带下清稀，量亦减少。更方如下：

当归 15 克　　赤芍 15 克　　白芍 15 克　　香附 15 克

红藤 15 克　　莪术 10 克　　桃仁 10 克　　川牛膝 10 克

玄胡 10 克　　丹皮 10 克　　丹参 15 克　　生黄芪 15 克

蒲公英 20 克　　生甘草 6 克

7 剂。经期停服。

12 月 11 日三诊：云劳累后少腹坠胀，余无严重不适，因觉中药麻烦且太难吃，望以成药继续服之。乃开方令其市购桂枝茯苓丸半月量连服之。

【按】女性盆腔炎症，始多因邪毒，日久组织增生水肿而成瘀。毒瘀互结，治当先偏向其毒，后偏重其瘀。此瘀不是有行之血块，因而要较长疗程，使其行而化之。

例二　何某，女，25 岁，合肥包河，2011 年 7 月 11 日初诊。

患者因小腹及腰骶部坠胀疼痛于 5 月份到医院就诊，经 B 超检查为盆腔积液，积液量多，当即按炎性渗出用左氧氟沙星、妇炎灵治疗，2 周后复查，积液未曾减少，又用药治疗 2 周余。3 天前患者再次检查，积液量同前，小腹及腰骶部坠胀依旧而转往我处求中医药治疗。

患者此前曾小产 2 次，现未受孕，平素月经正常，经期乳房胀痛，二便通调，大小便时有灼热感，带下色黄稠，量不多，小腹及腰骶部坠胀，腰部酸痛，口干苦，舌质红，苔白薄，脉微弦。据症本案辨为湿热蕴结，水液停聚，治宜清热解毒、活血行水。

红藤 20 克	赤芍 15 克	丹皮 10 克	黄柏 10 克
连翘 10 克	牛膝 10 克	瞿麦 10 克	当归 10 克
茯苓 20 克	泽泻 15 克	生黄芪 30 克	甘草 8 克
香附 15 克	川楝子 10 克		

10 剂。

7 月 25 日二诊：患者诉服药 5 天后，大小便灼热感消失，带下变为稀白，小腹及腰骶部坠胀逐渐减轻，现已不觉坠胀，口已不干苦，但纳食较差。昨日到医院检查，盆腔积液甚微，B 超医生说可以自行吸收。视其舌苔白薄，脉濡缓。据此，建议再服 5 剂药以资调理。

党参 15 克	白术 10 克	茯苓 15 克	泽泻 10 克
当归 10 克	赤芍 10 克	丹皮 10 克	牛膝 10 克
黄芪 20 克	香附 15 克	苡仁 20 克	甘草 8 克
白蔻 6 克	桂枝 6 克		

5 剂。

【按】患者有人流 2 次的病史，故此次患病当系流产后调理失当，湿热之毒内侵，蕴结日久导致水液聚停于盆腔。湿热之毒邪是因，水是果。所以在治疗时不可忘因，以截其生水之源。再因患者盆腔积水量多时长，湿热内壅，附件脉络可能有不同程度的壅肿阻滞，应防其因瘀阻而致的不孕，故用活血利水治法。所以我在清热解毒药中选兼有活血功能的药物，如红藤、赤芍、丹皮，以及兼有利水作用的连翘；加上具有导热下行和活血作用的牛膝，利水又活血的瞿麦，益气又行水的黄芪，再加上黄柏、茯苓、泽泻、甘草、当归、香附、川楝，以使热毒、水湿、气滞、血瘀兼顾。二诊时患者湿热之邪已衰，故减去相应的药物及用量，加上健脾胜湿之品，如用白蔻化湿和胃，少佐桂枝温阳化气以助水行。

绝经期诸证

刘某，女，49岁，2000年9月15日初诊。

患者诉月经紊乱近1年，末次月经为7月份，8天方净。近1周来诉口渴心烦，渐而手足心发热，如火燎一般，头晕耳鸣，胸中憋闷，深叹气方舒，两乳胀痛，夜眠多梦，大便干燥，小便灼热。诊见形瘦唇红，舌红光剥无苔，脉细弦。本案属绝经期症候群，为水不涵木、木郁化火所致，治予养阴清热、疏肝解郁。

当归10克	生白芍20克	柴胡8克	丹皮10克
山栀10克	川楝10克	知母10克	黄柏10克
生地20克	麦冬20克	枸杞15克	玄参20克
杭菊花10克			

5剂。

9月21日二诊：诉烦热已不显，二便正常，觉乳房微胀，但已不痛，仍觉头晕，耳鸣，口微渴，夜眠梦多，胸部憋闷，舌质红，苔薄，脉细弦。

熟地20克	沙参15克	枸杞15克	麦冬15克
白芍15克	玄参20克	炙龟板15克	当归10克
枣仁15克	远志10克	杭菊10克	香附15克
郁金10克	珍珠母30克（先煎）		

5剂。

【按】本案总属阴虚之证。首诊因肝经郁火太旺，故以丹栀逍遥散加养阴之品，意在清、滋并举，急折其火。火热既减，当滋其阴以治其本，后方选一贯煎去川楝子加白芍、龟板、玄参以滋阴，珍珠母、枣仁、远志以潜阳宁心安神，杭菊以祛风热，香附、郁金以疏肝解郁。

脏躁

王某，女，39 岁，2006 年 9 月 29 日初诊。

患者患精神忧郁或烦躁不宁多年，1 个月前病情加重。其夫代诉：现患者或烦躁不安，忙乱不知欲做何事，或默默发呆，叹息，流泪，夜间睡下又突然惊起，自诉恶梦多，因害怕或整夜不睡，性多疑，经常胡乱猜测。本案当属脏躁，治予养阴清心、安神定志。

朱麦冬 20 克	百合 20 克	熟地 15 克	白芍 15 克
朱茯神 15 克	远志 10 克	枣仁 15 克	五味子 10 克
生龙骨 25 克	琥珀 8 克	炙甘草 10 克	大枣 5 枚
小麦 25 克			

7 剂。

10 月 25 日二诊：其夫诉服药后较前安静很多，行为有序，能主动操持一些家务，自诉已不做恶梦，但有时仍夜间难以入睡，性格仍多疑易惊。更方如下：

朱麦冬 20 克	熟地 15 克	白芍 15 克	百合 20 克
朱茯神 15 克	远志 10 克	枣仁 15 克	五味子 8 克
菖蒲 10 克	党参 15 克	炙甘草 10 克	
磁石 40 克（先煎）		红枣 5 枚	小麦 25 克

5 剂。

后来患者病情稳定，春节后同夫一起外出打工。

【按】"脏躁"为古病名，类似于今日之癫病或发作性精神病。此例应属精神病之类，治以养阴清心、安神定志，在方中合入甘麦大枣汤。

乳癖

彭某，女，34岁，2000年7月25日初诊。

患者出现非妊娠和哺乳期双侧乳房逐渐丰满胀大，现走路过快即坠胀疼痛。诊见双乳对称性胀大，肤色正常，触摸仅感皮下丰满，隐约有块状，无实质性硬肿，按压疼痛，全身余无不适。西医诊为乳腺增生，治以消肿散结。

银花15克	赤芍15克	夏枯草15克	白芷10克
橘皮10克	浙贝10克	天花粉10克	当归10克
皂刺10克	乳香8克	没药8克	甘草6克
炮山甲6克（冲）		王不留行15克	
煅牡蛎20克			

5剂。

8月7日二诊：诉服药后乳房缩小，皮肤松弛，不重压时感觉不疼痛。更方如下：

当归10克	白芍15克	香附15克	橘核15克
浙贝10克	瓜蒌15克	柴胡10克	甘草6克
蒲公英15克	王不留行15克	煅牡蛎15克	

7剂，配合小金片吞服。

【按】乳腺增生类似于中医之乳癖，治疗总不离疏肝理气，佐以化痰软坚或调理冲任。我以此法治疗过多人，发现收效较慢而且有反复，所以对重症患者均首以仙方活命饮加减治之，效果很好。本方治一切痈疽肿疡未溃者可使消散之，所以对乳痈、乳发初起也是一个良方。

肾阳虚衰证

胡某，女，42 岁，2004 年 3 月 17 日初诊。

患者曾于 8 年前分娩后产后感染住院治疗 10 天，后病愈出院。此后患者出现月经停闭，人渐胖，毛发逐渐脱落，特别怕冷。先后请医生按"产后虚寒""虚胖""浮肿"等治疗过，都不见效。因经济问题，患者未至省里查治。诊见：月经已断 8 年，面色㿠白，表情呆钝而老态，性欲全无，全身无力，头晕眼花，不思饮食，头面及全身俱肿，四肢及皮肤不温，头发稀疏，大便溏，小便清，舌质淡胖，苔白，脉弱。根据其临床表现，考虑患者可能因产褥感染导致垂体功能减退。因为本地对该病不能进行特异性的检查，所以未能明确诊断。据症本案辨为肾阳虚衰，治予温补肾阳，佐益气血。

鹿角片 15 克（先煎）	巴戟天 10 克	补骨脂 10 克
苁蓉 15 克	山药 15 克	山茱萸 10 克
枸杞 15 克	肉桂 8 克（冲）	附片 8 克
桑椹 15 克	熟地 15 克	人参须 10 克
黄芪 15 克	白术 10 克	炙甘草 8 克
当归 10 克		

7 剂。嘱可食胎盘。

5 月 15 日其夫来更方，云服用上药和 1 个胎盘后诸症均大有好转。乃予前方再取 10 剂，嘱患者继续服用。

【按】本病的西医治疗是在发病之初即予激素替代治疗，有的患者可能要维持终生。中医多据主要症状进行辨证，患者有黏液性水肿伴畏寒，月经及性欲消失，似肾阳虚而致水湿内停之水肿病。然我不诊断为水肿病，治疗也一味温补肾阳而不用利水药，皆缘于结合本病的西医病理，即该病先因垂体受损，以致不能分泌足量的维持人体正常功能的激素（如甲状腺素）所致。水肿只是人体功能低下而出现的一个表现，不是病之本，如若一味利水，不仅无果，还可能虚其虚，惟大补肾阳，充其肾阴（寓阴中求阳之意），增强人体功能，以期有所改善。

儿科篇

胎黄

项小毛，男，36天，1994年5月11日初诊。

婴儿出生后面色微黄，后逐渐加深，至半个月时黄疸依旧，延医诊治，诊为胎黄。服用中药1周，今已1月余黄疸仍不消退，近1周又出现腹胀、泄泻，泻下物为稀便夹杂蛋花状乳片，时有呕吐。诊见面目色黄而晦，舌苔白，腹部胀气膨隆，全身肤色黄而不鲜，指纹不显。辨为寒湿阻滞之胎黄伴食滞。

茵陈8克	苍术5克	白蔻3克	炮干姜3克
焦山栀4克	生山楂10克	麦芽8克	枳实5克
制大黄3克	甘草3克		

3剂。

5月17日二诊：患儿肤色明亮，黄疸已基本退除，腹胀及泄泻明显减轻。继予香砂六君子汤减去半夏，加茵陈、山楂，3剂而愈。

【按】新生儿黄疸的常见证型为湿热熏蒸，清热利湿是常用治法。此例属不常见的证型，或许是先时清热利湿药应用失当使然。黄疸的治疗，有医家因见肤黄、尿黄而一味地清热利小便以退其黄，但这只能改变已病后的外观症状。本病的治疗原则应是恢复胆汁的正常排泄，使之不阻滞乱溢，所以我在此例患儿泄泻的情况下仍用大黄、枳实即缘如此。

热厥

刘某，男，5 岁，1979 年 8 月 3 日夜初诊。

2 日前患儿因发热 2 日伴呕吐而诊，在门诊观察过程中又患抽搐，西医拟诊为乙型脑炎，并收住院治疗。先后用多种抗菌素及冬眠疗法和物理降温，至今晚治疗已近 60 个小时，体温一直在 40℃以上，仍昏迷，间见抽搐。医院令患者转院治疗，患者家属考虑到转院途中的危险，要求我用中药试治之。

诊见：体温 40.4℃，神志昏迷，颈项强直，全身灼热无汗，手足却不甚温，双目对光反应迟钝，齿干，舌红苔白腻，腹胀，大便已 3 日未行，脉濡。据症本案辨为湿遏热伏，又见邪热内陷心营，伴腑实成热深而厥之候，治予清营泻热，佐芳香化浊。

犀角 3 克（现可用水牛角代，先煎）　　　黄连 4 克
连翘 5 克　　银花 6 克　　生石膏 15 克　竹叶 5 克
藿香 5 克　　厚朴 5 克　　白蔻 4 克
大黄 7 克（以汤药泡服）

8 月 4 日晨 7 时往视，家属诉泡大黄后的首煎药仅服下一半，后得矢气，仍昏睡，体温 39.5℃。令患儿继续服前药并一次喂完。至中午 11 时患儿排出腐臭稀便，体温降至38.6℃，未再抽搐。家属见病已有转机，要求留治，继续服二煎药。

8 月 5 日二诊：诉昨晚已喂少许米粥，夜间梦语，呼之有应，但仍嗜睡，抽搐未再发作，查颈项已软，腹胀减轻，舌苔

白略干，体温38℃。更方如下：

犀角3克（现可用水牛角代，先煎）　　　黄连4克

连翘5克　　生地8克　　麦冬8克　　竹叶5克

甘草3克　　藿香4克　　白蔻3克　　菖蒲6克

2剂。

8月7日三诊：诉患儿自8月5日晚神志渐清，现神志清楚，腹已不胀，自觉无力，大便正常，思食，舌苔已转白薄，脉缓，体温37.3℃。病已将愈，予健脾胃佐清余热法治疗2日后出院。冬天时患儿至医院治冻疮，试其智力正常。

【按】该患儿症、证不一，既有高热又显湿重，泻下又为治湿之禁，不泻下又难以救其热厥之证，很矛盾，我寻思良久乃予芳香化湿与清泻并用，一泻以热退神清。

喘嗽

管某，男，4岁，2002年6月9日初诊。

患儿10日前发热，咳嗽，先按感冒治之无效，后往某医院门诊，诊为支气管肺炎。用抗菌素滴注和对症治疗7天，仅体温有所降，咳喘反而剧烈，故转中医诊治。

诊见：咳声频频，声嘶不爽，气急而喘，喉中哮鸣，咽部红赤，舌红苔白，体温37.8℃。本案辨为风热闭肺之咳喘，治以宣肺化痰定喘。

炙麻黄4克　　杏仁4克　　石膏10克　　半夏3克

桔梗5克　　川贝4克　　黄芩5克　　瓜蒌皮6克

甘草3克　　生姜1小片

2剂。

6月11日二诊：患儿热退，精神转佳，呼吸平稳，咳嗽次数减少，声扬痰多。治予清肺化痰。

银花8克	黄芩5克	杏仁4克	贝母4克
瓜蒌皮6克	橘皮4克	桑皮5克	百部5克
甘草3克	生姜1小片		

2剂。

6月17日三诊：诉药后咳已不显，各方面已正常，因中断治疗4日，现又间有微咳有痰。乃予二诊方再服2剂而愈。

【按】 该患儿治疗10天，咳喘依旧，在中医看来，说明其肺气仍未宣通，亦即肺卫表证仍在，故首以辛凉重剂宣泄之，诸症随肺气得宣而缓解。中医对外感病的治疗层次很分明，要求很严格，"在卫汗之可也，到气才可清气"。

水肿

例一　1999年4月28日，我一女性同事（一位老中药师）问我慢性肾炎的治法。询问其故，云其妹之女胡某，6岁，1年前患肾炎，在家乡桐城市医院治疗后，至今多次尿检，尿蛋白一直为（++）～（+++），红细胞也一直为（+）～（++），中西药均用过，收效不显，故想让我为其设一方治之。因患儿不在近处，无法获取临床资料，仅按其提供的尿蛋白（++），红细胞（+）这一情况先立一方。

生黄芪15克	丹参10克	怀牛膝8克	地龙6克
山药10克	白术10克	茯苓15克	炙甘草8克
益母草15克	桂枝5克		

5剂。

5月18日其妹妹电话告知服药有效，现查尿蛋白（+），红细胞（+），要求再开药继续治疗。处方如下：

| 生黄芪15克 | 山药15克 | 白术8克 | 茯苓10克 |
| 怀牛膝8克 | 山茱萸8克 | 生地15克 | 小蓟8克 |

炙甘草 8 克　　阿胶 8 克（烊入）

半年之后，因翻书看到该患儿处方的存根抄件，想起此事，便问我同事患儿的情况，云已愈。当时我尚不相信，后询知我同事告知其妹，两方之前方以消蛋白为主，后方兼止尿血，两方视情况而选用，患儿以此方药间断服用近 1 个月后病愈。

例二　王某，男，12 岁，学生，1988 年 1 月 29 日初诊。

患儿因全身水肿，在乡卫生院诊疗过程中频繁出现抽搐而于凌晨 4 时转入我院。

诊见：患儿呈昏睡状，全身悉肿，双目肿胀，呈阵发性全身抽动，10 ~ 15 分钟 1 次，持续约 1 分钟，两上臂及两大腿内侧疮斑密布，有数个仍流脓水，皮肤按之凹陷随即复起，肤温，咽红，呼吸急促，咳嗽，其声不扬，舌体胖，苔白厚，脉浮而数。体温 37.3℃，血压 136/108mmHg。当即诊为急性肾小球肾炎并发高血压脑病，立即用速尿 10mg 注射以利尿降血压，嘱密切观察，待天明再诊。

8 时二诊：用药 4 小时后，患儿小便 4 次，眼睑肿胀稍退，其间抽搐 3 次，血压为 128/90mmHg。查小便蛋白（++），颗粒管型 1 ~ 2 个，红细胞每高倍视野下 4 ~ 5 个，亦支持肾炎的诊断。鉴于患儿有呼吸道和皮肤感染，要用抗菌素抗感染治疗，但青霉素皮试为阳性，故家属决定用中医药进行治疗。

根据上述症状，患儿病为水肿，证属阳水，系疮毒内侵致津液气化失常兼夹风邪外袭，肺气失宣所致。至于抽搐、昏迷，乃因水湿溢于筋脉与脑府之故。水湿溢于筋脉致暴张而拘急痉挛；脑为元神之腑、清阳之区，水为阴浊之邪，浊邪害清，以致清阳失用，元神失聪，再加上风邪之性为动，于是昏迷、抽搐之症作。治以疏风解表，宣肺行水，清热解毒，息风止痉。

麻黄 5 克	杏仁 8 克	连翘 10 克	茯苓 15 克
银花 15 克	蒲公英 15 克	葶苈子 10 克	黄芩 8 克
葛根 10 克	地龙 8 克	钩藤 12 克	甘草 6 克
生姜 3 克	琥珀 7 克（冲）		

1 剂。

早晨服首煎中药后，得汗，呼吸较以前平稳，咳次减少，至中午共小便 3 次，量多，目可睁一缝，一上午未抽搐。至下午 1 时又抽搐，加用甘露醇 250mL 静脉滴注，安定 10mg 肌肉注射，嘱继续服二煎中药。

原以为如此治疗可稳定病情，不料夜 11 时患儿又再度发生抽搐，症见两目上视，四肢强直而颤抖，持续 4 分钟。患儿病情较前更剧，于是我决定泻下清上，加强息风镇痉而治之。急处生大黄 8 克，白蔻仁 4 克，共捣成粗末，用上剂中药的三煎之汁泡汤，并送服紫雪丹 3 克，以观其效。

1 月 30 日 8 时查房：其父云刚服药后小抽过 1 次，之后再未抽搐，早晨 6 时左右排出很多水状大便，后一直安卧。呼醒患儿，其神志清楚，对答如流，血压已降至 110/60mmHg。重整方药：

金银花 12 克	蒲公英 12 克	连翘 10 克	茯苓 15 克
白术 10 克	地龙 7 克	小蓟 10 克	橘皮 8 克
大腹皮 10 克	甘草 6 克	琥珀 6 克（冲）	菖蒲 8 克

1 剂。

1 月 31 日 9 时查房：诉患儿自昨日晨至此时未再抽搐，肿渐消，神清，咽已不红，疮已结痂，思食。于前方加砂仁、山楂，再服 3 剂。

2 月 3 日查房：患儿水肿几近全消，每餐可食 100 克许，二便正常，一直未发抽搐，血压 100/60mmHg，除小便检查中蛋白（＋）、红细胞每高倍视野下 3～4 个外，其临床症状全部消除，家属要求明日出院，带药回去调治，处方如下：

党参 10 克	茯苓 10 克	白术 10 克	山药 10 克
车前子 10 克	泽泻 8 克	腹皮 10 克	连翘 10 克
藕节 10 克	小蓟 10 克	生地 15 克	甘草 5 克

4 剂。

患儿于 2 月 27 日来院复查，尿检各项指标正常。

【按】急性肾小球肾炎并发高血压脑病在《中医儿科学》中属于水肿变证之邪陷心肝证。病因病机为热毒郁于肝经，耗损肝阴，使肝阳上亢，治以平肝潜阳、泻火泄热，龙肝泻肝汤为其代表方。然综上例所示，我并未按该书的观点进行辨治，因为我有如下不同看法：①水为阴液，既成水肿病，一般都充斥全身各个组织，只是受累程度不同而已，与肝阴耗损，使肝阳上亢相矛盾。②水肿病的发生与否与热毒的轻重无对应关系，纵然为疮痈重症诱发，亦多在原发病病势衰退之后，而不在热毒症状之高峰期，故不足以引动肝风，此例亦然。③割裂了与主症的关系。本病是水肿病的一个极少并发症，尽管它的发生与水肿程度无关，但一定属于水肿病。这就说明，先因病邪而致水肿，后又因水肿病而诱发该病，这是一个病的继发反应，并非是"合病"和"并病"，所以应联系起来看待，这才符合中医学在整体观念下推理说事的方法（若为其他原因诱发的高血压脑病，其辨证、治法自当别论）。这也是"诸痉项强皆属于湿"难以取得的一个佐证。辨证若此，故在治疗上就应以水肿为核心。用麻黄、杏仁宣肺行水，兼治咳喘；用清热解毒药是为疮疡而设；加葛根为舒筋、升发清阳；选钩藤、地龙以息风止痉，且地龙又有很强的利尿作用。应用西药镇静、脱水剂不能止痉，而以通大便和紫雪丹使之痉止，我认为不全系紫雪丹的镇痉之力，还有该药中之朴、硝合大黄药汁使大便通畅，另辟了一条排水通道之功。

因本病极少见，当年在山区医院独当一面时而遇，并包治全程，今不揣非议，多费一些笔墨将个人见解陈述之。

五官科篇

耳聋

刘某，男，34岁，2002年6月9日初诊。

患者双耳渐进性闭塞性失聪2周，现双耳闷鸣，内如物所堵，听音不清，头昏重，全身乏力，脘痞纳呆，二便调，舌苔白，舌中苔厚，脉濡缓。证为气虚湿盛，痰湿内阻而致清窍闭塞，治予健脾益气、化湿通窍。

党参15克	白术10克	苍术10克	茯苓18克
半夏10克	橘皮10克	藿香8克	菖蒲15克
白蔻8克	炙甘草8克	桂枝6克	生姜3克
红枣5枚			

5剂。

6月16日二诊：诉耳闭塞及头昏重已除，轻松如释重负，胃纳转佳，听力恢复，但时发耳鸣，犹如闻远道之蝉噪声，舌苔已变白薄，脉缓。治予益气升阳。

党参15克	白术10克	黄芪18克	茯苓15克
炙甘草8克	柴胡8克	升麻6克	葛根15克

菖蒲 15 克　　桂枝 6 克　　　生姜 3 克　　　红枣 5 枚

7 剂。

【按】该患者为湿邪内阻，闭塞清窍致突发耳聋，此亦系"浊邪害清"。因有气虚之证，首予六君子汤为主加燥湿化浊之品以健脾益气、温化湿浊。湿邪最易伤阳气，湿既去，予益气升阳而善后之。

喉痹

例一　王某，女，38 岁，合肥市，2011 年 9 月 25 日初诊。

患者就诊时用手指口，表示不能发出声音，附耳能听见其低微而粗沙的主诉。患者谓其声音嘶哑多年，近来一点声音也发不出。视其形体消瘦，舌红瘦，苔薄而干，咽部红，后壁滤泡满布，脉细数。据症本案辨为喉痹而致失音，拟方如下。

玄参 30 克　　生地 15 克　　麦冬 15 克　　射干 10 克

山豆根 10 克　金银花 15 克　僵蚕 10 克　　青果 10 克

桔梗 10 克　　甘草 6 克　　浙贝母 10 克　知母 10 克

木蝴蝶 10 克

5 剂。

10 月 6 日二诊：患者服药后可以发出声，以嘶哑低沉的声音诉其患病多年，中医药迭进，不断治疗，病情也只是稍微好转，但从未治愈过，后到省立医院检查为声带增厚伴结节，经服药和雾化吸入治疗亦无效果，近月来因工作需要，勉强用力多讲了些话，便由部分发不出声至后来完全发不出音。现咽部干烙不爽感及时呛咳均好转，舌有津，脉细无力，更方如下。

玄参 30 克　　生地 20 克　　麦冬 20 克　　射干 10 克

黄柏10克	赤芍15克	牡丹皮15克	瓜蒌皮15克
桔梗10克	浙贝母12克	僵蚕10克	青果10克
生甘草8克	煅牡蛎20克	乌梅5个（打破）	

5剂。

10月15日三诊：患者诉服完药后本来声音已经恢复到患病后的最佳状态，但因工作需要又不得不尽力放声说话，现在声音又差了。仍予二诊方略作改动，令服5剂。另嘱：①平时用乌梅或食用话梅3~5个（打破核），胖大海3个，桔梗6克，生甘草3克，泡水当茶先含漱后饮；②更换一个尽量少说话的工种；③忌食辛辣食物，可多用鳖熬汤服食，水果以梨子为佳。

【按】该患者初诊时因发不出声音，所以未多询问病史，满怀信心可以治愈。二诊未见明显效果，感到茫然。后得知患者为声带病变，西医亦束手无策，于是据其声带厚硬、有结节及阴虚之候，予滋阴凉血活血、化痰软坚散结法，以期声带得到濡润，结节得以消散而复音，然并非所盼。后来曾在资料中看到，这种病变的失音治疗效果是最差的，能改善就是幸事，我方释怀。

例二　胡某，女，52岁，2012年1月5日初诊。

患者诉2个多月来咽部干烁不爽，如痰黏附不适，时而干咳，有时微痛，饮水后稍舒，双目亦干涩不润，大便3~4日1次，干结不畅。视其咽部红赤，后壁疱疹密布，舌红少津，无苔，脉缓。据症本案辨为阴虚喉痹，治予滋阴降火、化痰利咽。

玄参30克	生地15克	麦冬15克	知母10克
枸杞15克	杭菊8克	瓜蒌皮15克	桔梗10克

浙贝 10 克　　黄芩 10 克　　僵蚕 10 克　　青果 10 克
甘草 6 克

7 剂。

2 月 21 日二诊：诉经服药治疗后病情逐渐好转，咳嗽、大便干结症状消失，咽干也不明显。可能因春节期间烤火、吃火锅，现在又出现咽喉干燥的症状，并有梗塞感，双目干涩不舒，二便尚正常，咽红，舌质红，苔薄，脉缓。

玄参 20 克　　生地 15 克　　麦冬 15 克　　菊花 8 克
枸杞子 20 克　女贞子 20 克　青果 10 克　　黄柏 8 克
知母 10 克　　丹皮 10 克　　射干 10 克　　浙贝 10 克
甘草 6 克

7 剂。嘱少食或不食辛辣食物，时常以淡盐水漱咽部。

【按】喉痹相当于现代医学之咽喉炎，有急慢性之分，急性易治，慢性难疗。慢性者多缘肾水不足不能制火，相火上炎消烁肺金，熏燎咽喉所致。本例伴双目干涩，乃同为水亏肝失濡养之故，滋阴降火为其治疗大法。

喉痹者因咽喉干烙，黏滞不爽，或咽痒等症状而引发的刺激性干咳，亦即"喉性咳嗽"。因其治疗不同于肺源性咳嗽，所以在临床诊治以"咳嗽"为主诉的疾病时应审视之。

口疮

例一　刘某，男，30 岁，2002 年 3 月 14 日初诊。

患者诉内唇及上腭反复发作溃疡 1 年余，在多家医院用内服、注射、漱口等治疗，却仍此起彼伏一直不愈，口中接触热、咸、辣食物则疼痛不已，鼻腔经常出血。诊见下唇内侧如绿豆大小凹形溃疡 2 处，上颚有 3 处稍小点的破溃，还有几个小水泡，舌质红，舌苔白腻，脉数。本案证属脾胃伏火，治以清火佐养阴。

　　生石膏40克　　防风8克　　　生甘草6克　　藿香10克
　　山栀10克　　　黄连8克　　　生地20克　　　玄参20克
　　麦冬20克　　　知母10克　　　鲜水竹叶30克（自备）
　　3剂。

　　3月17日二诊：患者内唇及上腭溃疡已愈合，上腭的小水泡变成小红点，不疼，未见新起的水泡。更改处方如下：

　　生石膏30克　　知母10克　　　山栀10克　　　生地20克
　　玄参20克　　　麦冬20克　　　石斛10克　　　怀牛膝15克
　　黄柏10克　　　生甘草6克
　　5剂。

　　后来该患者陪家人来看病，言及其口腔溃疡一病，说服此方有效，便将二诊之方连续又补服5剂，后来未再复发。

　　例二　张某，男，42岁，2011年7月12日初诊。

　　患者因口腔内疼痛在某医院诊治，诊为口腔炎，连续用抗菌素静脉输注治疗5天，反病情加重，后求诊于我。

　　诊见：患者上腭部有一处片状糜烂，舌边、舌上、内颊部有数个大小不等的凹陷形溃疡，其中舌中前部有一直径达1厘米大小的深度破溃，还在出血，其余未破溃处见舌苔白厚。我诊其脉舌后立方如下：

　　玄参20克　　　生地15克　　　麦冬15克　　　知母10克
　　生石膏30克　　山栀10克　　　黄连6克　　　怀牛膝10克
　　黄芪15克　　　生甘草6克　　　藿香8克
　　5剂。

　　1周后患者前来道谢。

　　【按】例一为顽固性口腔溃疡，西医称之为复发性口腔溃疡，病情缠绵，反复发作，经久不愈，据书载有长达几十年不愈者，可见根治并非那么容易。所以治疗时首选泻脾胃伏火之泻黄散加养阴之品，以清滋并用；二诊时取玉女煎加味，重在滋阴降火。例二为偶发，本属小恙，患者后来出现如此深度的破溃伴糜烂，总因之前治疗失当使然。

附

有关中医发展、管理和现状言论的摘录

近百年来，尽管中医教育逐步发展，人员逐年增加，科技日益进步，然中医学再也没有出现过像古代那样中医理论发展的辉煌。对于这种环境与发展不成正比的原因，我并不认为是古代哲学的终结所致。虽然古代朴素的唯物主义思想已经过时了，但允许它作为一种思想体系存在，特别像中医学是依其骨架而组成的系统理论，在当今还找不出更佳的说理工具去取代它时，我们就要继续延用它，并发展它，这就是继承性发展。

......

中医理论是汇集历代医家朴素的辩证唯物主义思想，以及对人体和疾病的个性思维与体验而形成的。历史上的中医教育由于都是家传师授，故教材不一，教授方式各异，教者专长不同，学者悟性有别，正是这种千差万别，以致才有今天的六经、八纲、卫气营血、三焦等不同的辨证方法和施治原则，才有内、外、妇、儿各科专著，才有主凉、主滋、主攻、主补不同的流派和学说，而这些不同的学说又充实了中医理论。

......

恩格斯指出，"科学家离开思维便不能前进一步"。然而，作为中医理论形成和发展所主要依靠的"思维"这一手段，近几年才被少数医家们觉悟而公开提倡。在此前几十年的时间里，由于医学向蓬勃发展的西医倒向，以实验为依据的思想统治了整个医学界，西医的检验、影象检查等量化标准无时不潜

在地制约着中医宏观思路的开拓。

……

近百年来，由于西医学的引进并在我国持续发展、壮大，"中医科学化""中医现代化"等呼声迭起……以致社会上学医和求医者逐渐向西医倒向。一些没有改弦易辙，仍坚持以中医为业的医生，虽有发展中医的良好愿望，但如履薄冰，自觉或不自觉地把中医放到西医的从属地位，以致从著文立说到病案书写，从格式到术语都仿效西医，以符合西医的统一规范。

……

随着医用检查仪器的发展、普及，又是被认为唯一"合法"的科学诊断依据，一些中医从业人员怕被患者质疑或怕不被法律认可，也依靠这些仪器作为自己的检查手段，从而不再去认真诊察、审证求因了，在施治上也不再精心选方遣药了，常常按检查所得，信手应用"规范"的协定方药，诸如白细胞增多便用一派清热解毒，红细胞减少便大补气血等。像这样虽然看起来是符合了现代的规范，但中医的规范却没有了。我认为，运用现代设备参与诊断，对中医来说应视为增加了一个"洋为中用"的课题，而不能用其代替四诊和辨证施治的法则，更不能让其助长自己的惰性，干扰了自己的悟性。

……

"现代"只是一个形容词，它没有固定所指。以前 X 光透视是现代，如今 CT、MRI、内窥镜更现代。我认为，在原有基础上发展到超越彼时而又代表着此时的最好水平，即为"现代"。所以对中医药学，如果我们在继承的基础上创出新的学说或完善现有的病因、病机、治法、方药等学说，使疗效更可靠、快捷，这就是此时的"现代"。

咏中医诗三首

1999 年我受命负责县办中医杂志《皖岳中医》的审稿和编辑。审改之暇，嵌中医五言小诗三首以自遣之。

岐黄叹

无市立足悬壶空，
夷化蔽劫杏林红。
污泥淤积橘井废，
野史掺入青囊中。

岐黄怨

良莠不辨悬壶难，
沟壑交错橘井干。
风卷杏林花叶悴，
纵有青囊谁肯看！

青囊诀

口伶舌俐可悬壶，
有桃林杏任荒芜。
河水能作井泉卖，
岐黄子孙甭读书。

附